它山之石

世界各国医疗保障制度考察报告

韩凤 主编

中国劳动社会保障出版社

图书在版编目(CIP)数据

它山之石:世界各国医疗保障制度考察报告/韩凤主编. —北京:中国劳动社会保障出版社,2007

ISBN 978-7-5045-6685-0

Ⅰ.它… Ⅱ.韩… Ⅲ.医疗保障-福利制度-考察报告-世界 Ⅳ.R199.1

中国版本图书馆 CIP 数据核字(2007)第 138681 号

中国劳动社会保障出版社出版发行

(北京市惠新东街1号 邮政编码:100029)
出 版 人:张梦欣

*

北京人卫印刷厂印刷装订 新华书店经销
787毫米×1092毫米 16开本 9印张 100千字
2007年9月第1版 2007年9月第1次印刷

定价:25.00元

读者服务部电话:010-64929211
发行部电话:010-64927085
出版社网址:http://www.class.com.cn

版权专有 侵权必究
举报电话:010-64954652

序　言

医疗保险是世人公认的世界性难题。迄今，全世界已有160多个国家和地区实施了医疗保险制度。100多年来，对于医疗保险制度理论和实践方面的研究和探索一直都没有停止过，但目前尚无一个国家能够给出一个可资他国套用的"标准答案"和"标准模式"。毫无疑问，这种研究和探索还会伴随着岁月的变迁和事业的发展而不断深入下去。

中国医疗保险制度改革从上世纪90年代初开始，经过十多年的不懈努力，初步建立起了一个有中国特色的城镇职工基本医疗保险制度，取得了令世人瞩目的改革成就。进入新世纪，中国的医疗保险制度改革面临着新的形势和任务，以人为本的科学发展观和构建社会主义和谐社会给医疗保险制度改革提出了新的要求。在巩固发展城镇职工基本医疗保险的基础上，探索构建城镇居民基本医疗保险制度，逐步实现人人享有基本医疗保障，已经成为新的起点、新的目标。因此，不断完善医疗保险制度，不断创新工作机制和体制，不断提高管理服务能力和水平，是我们面临的新课题和新挑战。

"它山之石，可以攻玉"。通过广泛的、有针对性的国际交流，开展"荟萃分析"和比较研究，有利于了解其他国家的基本做法，借鉴和汲取他们的经验教训，有利于把握国际上医疗保险制度改革的基本趋势，有利于我国医疗保险制度改革的健康发展。总之，通

它山之石
世界各国医疗保障制度考察报告

过交流和比较，可以开阔视野、启迪思路、创新思维，不断增强我们的鉴别能力、创新能力和管理能力。

基于此，几年来，中国社会保险学会原医疗保险分会有计划地组团赴一些国家进行考察，并参加有关国际组织召开的会议，获取了很多国际上医疗保险方面最新的信息和材料，同时，就如何借鉴国际经验、推进我国医疗保险制度改革提出了许多建议。我一直希望能够将这些考察报告汇编成册，一是可以将各国的医疗保险制度和相关做法集中起来进行系统研究，避免"东一榔头西一棒子"和"狗熊掰棒子，掰一个丢一个"；二是可以使一个团组的收获让更多的人分享；三是可以更好地进行比较研究，更好地做到"择善而从"。在同志们的积极努力下，这一愿望终于实现了，并将其命名为《它山之石》，真是可喜可贺！

《它山之石》分别介绍了17个国家医疗保险制度的有关情况，并在所参加的四次国际会议的报告中，介绍了目前国际上医疗保险研究的热点、重点和难点问题，内容丰富，资料翔实，有很强的可读性、针对性和参考价值，相信大家读后一定会有所裨益。毋庸讳言，由于考察组成员构成的局限，加之考察时间短，考察还不够深入、系统，难免有挂一漏万或粗疏偏颇之虞。希望读者不吝指正，也希望今后出国考察的同志们更加用心、用脑，取回更多"真经"，写出更多更深入、更有针对性、更具指导性的精品报告，为推进我国医疗保险制度改革，实现让人人享有基本医疗保障的宏伟目标贡献更多的智慧和力量。

2007年6月

目 录

上 篇

南非 埃及 …………………………………………（3）
　　一、两国社会保障及医疗保险制度 ………………（3）
　　二、几点启示 ………………………………………（6）
日本 ………………………………………………………（9）
　　一、日本医疗保险概况 ……………………………（9）
　　二、老年卫生保健服务 ……………………………（12）
　　三、应对保险人群老年化所采取的相关措施 ……（14）
　　四、日本医疗保险药品定价和管理 ………………（17）
　　五、几点启示 ………………………………………（20）
韩国 ………………………………………………………（23）
　　一、韩国医疗保险制度 ……………………………（23）
　　二、韩国药品定价和管理 …………………………（26）
　　三、几点启示 ………………………………………（27）
印度尼西亚 ……………………………………………（29）
　　一、印度尼西亚医疗保险制度有关情况 …………（29）
　　二、体会及建议 ……………………………………（32）
瑞典 ………………………………………………………（34）
　　一、瑞典社会保障制度的基本情况 ………………（34）

二、瑞典医疗保险的有关情况 …………………………………（35）
　　三、几点思考和启示 ……………………………………………（40）
波兰 ……………………………………………………………（44）
　　一、波兰医疗保险制度基本情况 ………………………………（44）
　　二、几点体会 ……………………………………………………（48）
德国　匈牙利 …………………………………………………（51）
　　一、德国医疗保险制度的基本情况 ……………………………（51）
　　二、匈牙利医疗保险基本情况 …………………………………（56）
　　三、建议 …………………………………………………………（57）
俄罗斯　捷克 …………………………………………………（60）
　　一、俄罗斯医疗保险基本情况 …………………………………（60）
　　二、捷克医疗保险制度基本情况 ………………………………（63）
　　三、两国医疗保险制度对我们的启示 …………………………（65）
法国 ……………………………………………………………（69）
　　一、法国医疗保险制度基本情况 ………………………………（69）
　　二、启发与思考 …………………………………………………（73）
加拿大　墨西哥 ………………………………………………（76）
　　一、加拿大医疗保险的有关情况 ………………………………（76）
　　二、墨西哥医疗保险的有关情况 ………………………………（79）
　　三、几点启示 ……………………………………………………（84）
澳大利亚 ………………………………………………………（88）
　　一、澳大利亚医疗保障体系 ……………………………………（88）
　　二、药品优惠计划（PBS） ……………………………………（92）
　　三、启示 …………………………………………………………（94）
巴西　阿根廷 …………………………………………………（96）
　　一、巴西、阿根廷医疗保障制度概况 …………………………（96）

二、巴西、阿根廷医疗保障制度的问题与改革举措 …… (100)
　　三、对我国医疗保障制度改革的启示与建议 ………… (101)

下　篇

西班牙：国际药品经济学会第六届欧洲年会 ………… (107)
　　一、大会交流内容 ………………………………… (108)
　　二、会议其他内容 ………………………………… (110)
美国：国际药物卫生经济年会 ……………………… (112)
　　一、会议情况 ……………………………………… (112)
　　二、美国的药品和医疗器械的补偿机制 ………… (113)
　　三、卫生保健革新和投资的重要性 ……………… (116)
印度：ISSA 第 14 届亚太地区会议 ………………… (118)
　　一、会议基本情况 ………………………………… (118)
　　二、"新 ISSA" 基本工作思路 …………………… (119)
　　三、体会与建议 …………………………………… (126)
英国：NIHCE 2006 年年会的考察报告 …………… (128)
　　一、NIHCE 的基本情况 ………………………… (128)
　　二、会议情况 ……………………………………… (130)
　　三、一些收获 ……………………………………… (131)
　　四、建议和借鉴意义 ……………………………… (133)

上 篇

南非　埃及

（2004 年 6 月 15 日）

一、两国社会保障及医疗保险制度

（一）南非

南非实行中央、省和市三级的管理模式。中央负责统一制定政策和总体规划，并对各地进行监督管理，考核社会福利金的发放是否符合中央的要求；省（全国共 9 个省）和市两级落实执行。中央设立社会福利部，主要目的：一是为一般群体提供社会保障服务；二是为残疾人、低收入的穷人等弱势群体提供服务。社会福利部在 9 个省都设有办公室，配合地方开展社会保障工作。

除社会福利部外，南非其他政府部门也参与为其国民提供社会保障：一是卫生部，负责医疗保险和生育保险，以及改善一些黑人的居住、生活环境等。二是劳工部，负责失业救济，失业人员可以领到 4~6 个月的失业金。三是交通部，因交通事故受伤害后的理赔办法由交通部负责确定。黑人居住在黑人区，交通事故率高，交通部就有责任设立意外交通事故险。

新南非十年来正在调查研究如何将穷人纳入到社会福利制度中来。南非全国总财政收入 1 个兆兰特，其中有 460 亿兰特划归社会福利部，用于救助 800 万贫穷、残疾人员。因为用于救助的钱是有限的，所以在南非只是最贫穷的人才能得到政府的帮助，月收入在800兰特以下的家庭都列入救助对象，主要有：无人赡养的老年人、没有工作的残障者、无人抚养的孤儿等。社会福利金发放的年龄范围是：老年人，女60岁以上，男65岁以上；残疾人，女18~59岁，男18~64岁。政府也将部分社会福利用于资助学生上学、救助病人、为低收入户建房、为参加第二次世界大战的一些老兵提供帮助等，同时要求学校和医院对穷人减免费用。南非分别在中央和省两级设立了评估监督小组，检查各地社会福利政策的落实情况，及社会福利金发放情况。中央还设立人权委员会，每年对社会福利政策的制定和落实情况向国会提供报告。政府和总统非常重视人权委员会的报告，同时还有非官方组织对社会福利制度进行监督。

南非实行完全开放的市场经济，由于长期的种族歧视，导致贫富悬殊。现在就业机会很少，失业人口很多，约占总人数的一半。十年来，南非政府一是积极帮助就业，二是致力于摆脱贫穷。劳工部设立失业救济金，年收入不到13 000兰特的就可以得到救济。

南非未建立明确的医疗保险制度，但政府规定，所有公立医院都有义务无偿地为穷人、老人、孤儿、残弱人员提供免费诊治，由卫生部统一结算费用。因为收费低甚至免费，适合低收入家庭，全国约有90%的人口在公立医院就医。也有一些公务员、私人老板等前往私人医院就医。政府与私人医院合作，个人缴1/3，公司为其缴2/3。高收入的白人基本不去公立医院就医。政府鼓励发展商业保险，全国有十多家商业保险公司开展了养老、医疗保险，由个人投保，政府不介入，参保人员基本上都是一些高收入群体。

（二）埃及

埃及的社会保障制度是1992年建立的，并于1994年、1995年两次变化，主要覆盖政府部门、机关、企业（包括农村的企业）。

南非　埃及

埃及法律规定必须参加政府的医疗保险体系，同时允许有条件的人弃政府医保而投商业医疗保险。全国有1 700万人参加了政府医疗保险，其中就业人口由劳动部下属的社会保险局管理，没有就业的人员由卫生部下属的医疗保险局管理。政府公务员主要参加政府保险，也可参加政府不能提供的保险（主要是营利部门）。

埃及的社会保障体系主要包括医疗保险、工伤保险和养老保险。社会保险费企业主缴纳15％，雇工个人缴纳11％。其中企业缴费中的4％和雇工缴费中的1％，合计5％为医疗保险金，政府另外给予补贴。医疗保险金先交到劳动部社保局，由其提1％作为工伤保险费后，另外4％交由卫生部医疗保险局管理，主要用于医疗保险费用。工伤保险费用于运送和治疗伤残人员，最高期限补偿为半年，超过180天就拿伤残费。50～60岁之间退休的人员保险金非常少，约占5％。若60岁以后退休即可得到退休前工资80％的退休金（已扣税，实际上是100％）。退休人员如愿维持原来医疗保险待遇，企业主不缴费，个人缴3％，还可继续享受医保。

埃及的无业人员可以向有关部门缴费参加医保，享受与就业人员同样的医疗待遇。同时，国家还为没有参加医保的无业人员提供免费的基本医疗保障，无业人员可到政府设立的、由卫生部门管理的医院就医，医疗费在政府筹集的4％的医疗基金中列支。农村约三四个村也设有一个医疗中心，农民在医疗中心看病是免费的。

埃及经济开放后，有些行业系统如石油、银行等收入大幅提高，老的社会保险制度不适应部分高收入群体的需求，商业保险应运而生。原来所有医院都是国家所有，后来出现了能够提供更好服务的医院。实行经济政策和私有制后，私营医院大幅增加，一些私营医院设备条件与公立医院不相上下。在这种情况下，一些高收入人群就到这些高档的私人医院看病，私人医院的消费人群越来越大，个人的医疗费负担也加大，因而商业保险公司介入到医疗保险中，与国家保险公司竞争。

商业医疗保险的保障对象首先是集体，其次才是个人。雇主与保险公司签订协议参与集体医疗保险。参加比政府医疗保险待遇高的医疗保险后，出具证明，政府可减免4%的雇主费用，另外个人缴费的1%还要交社保局。商业保险可以提供更优质的条件和服务，提供遍布全国各地的医院，而政府提供的医院少；但商业保险缴费时要多交10%的管理费用。国家由保监局和保险协会对保险行为进行监督。为减少浪费，商业保险公司建立了监督体系，组织由医院医护人员和保险公司参加的委员会，对病人是否需要住院治疗、是否需要高额费用治疗等情况进行评估。

需要指出的是，埃及妇女不参加工作，只能参加商业保险。但其工作的男性去世后，其遗孀可以继续按被保险人工资的3%缴纳保费，享受被保险人的医疗保险待遇。

二、几点启示

（一）政府重视贫困人群的社会保障和基本医疗问题

南非政府每年从财政预算拿出一部分钱来专门用于贫困、残疾人口的社会救助，2003年就拿出470亿兰特资助800万人。南非、埃及政府还为全体公民提供公共卫生服务，所有公民都可以到公立医院享受免费诊疗服务。

我国政府对低收入等社会弱势群体也有一些帮助措施，比如"两个确保"、低保等。但总体扶持力度不大，特别是在医疗保障方面，应主动关注困难人群、弱势群体、农村居民以及一些医疗费用花费巨大、个人负担过重人群的状况，要加快研究和建立社会医疗救助制度，加大对医疗保险专项资金的投入力度。

（二）政府为公民提供免费的基本医疗卫生保障

南非为全体公民提供廉价甚至免费的基本医疗卫生保障服务。埃及公立医院为没有参加医保的无业人员提供免费的基本医疗保障，无业人员可到政府设立的、由卫生部门管理的医院就医，由政府从医疗保险基金中结算。

而我国目前公立医院和非公立医院同为营利性医院，公民在公立医院和非公立医院就医费用负担差别不大，没有体现出国家在基本的公共卫生服务方面的作用和公立医院的公益特性。

（三）国家提供基础的公共卫生服务，通过发展商业保险为公民提供水平更高的医疗保障方式

南非是个市场经济发达的国家，主要发展商业医疗保险。政府公立医院为全体国民提供收费低廉的医疗服务，政府本身没有建立医疗保险制度，主要是商业保险运作，由个人和雇主投保。埃及以国家法令的形式明确要求所有从业人员都要参加国家基本医疗保险制度，同时允许有条件的个人或公司参加商业医疗保险。如果参加商业医疗保险所缴保费高于国家规定的参保水平线，可以不参加政府开办的医疗保险，即允许公司或个人在政府医疗保险和商业医疗保险之间选择。

而我国政府规定企业职工必须参加基本医疗保险，且国家管理的面太广，体现不出对各类人群医疗保障的层次性，容易造成医疗资源和医疗费用的浪费。国家应对老人等弱势人群提供保障，利用商业保险为收入高的人群提供保障，体现出保障的选择性。

（四）两国实行的是医药分开的医疗卫生体制

南非和埃及的医疗机构均实行医药分开，医院诊断病人病情并进行相应的治疗，病人凭处方到药店开药，基本杜绝了医院以药养医、违规用药等现象。

而我国医疗卫生体制存在弊端，医药不分的垄断体制在一定程度上影响了医疗保险制度的平稳运行。医疗卫生体制改革和药品生产流通体制改革势在必行，以使广大人民群众以较低廉的费用享受较优质的医疗服务。

（中国社会保险学会医疗保险分会考察团　胡大洋执笔）

日　本

(2005年10月30日)

一、日本医疗保险概况

让所有的国民都能享受到平等的医疗服务是日本医疗供给体制的一个重要的特点。日本的雇员养老保险、医疗保险制度在第二次世界大战前就开始建立，之后其对宪法及相关法律进行了重新制定、修改，于20世纪50年代初提出"重新构建以社会保险为核心，以政府救助、公共卫生和社会福利为补充的社会保障制度"，逐步建立起比较完整，包括医疗、养老、失业、工伤等诸多方面的社会保障体系。1961年，日本在全国范围内确立了"全民皆保险制度"，开始构建以全民保健为出发点的医疗保险制度，使日本的所有国民都成为医疗保险的被保险者，在法律上均享有医疗保险的权益。日本医疗保险经历了逐步建立、健全，再适时调整、完善的过程。日本的社会保障制度发育得比较成熟，根据2000年WHO报告，日本医疗保险制度的国际评价和国民健康寿命均位列第一，这与日本较为健全的医疗保险制度是密切相关的。

（一）医疗保险内容

日本的医疗保险总体上可分政府（社会）、私人两部分，私人医疗保险由个人自愿参加，所占社会人群比例不高，尚未构成保障的主流，因此目前仍以政府（社会）创办的法定医疗保险为主体。日本的政府（社会）创办的医疗保险从大的方面来讲可划分为雇员健康保险、国民健康保险和以两者为基础的老年卫生保健服务。

1. 雇员健康保险

雇员健康保险包括政府掌管健康保险（面对中小企业，由政府运营）、组合掌管健康保险（由大企业运营）、船员保险、各种共济组合掌管健康保险（国家和地方公务员、私立学校教职员）。

2. 国民健康保险

国民健康保险是由市町村运营的，以居住地范围内的一般居民、自营业者和农民为对象。覆盖没有雇主的人员，如农民、自由职业及个体经营人员、失业人员、退休人员及其供养的家属。

3. 老年卫生保健服务

老年卫生保健服务针对的是加入雇员健康保险和国民健康保险中的 70 岁以上者，或 65 岁以上未满 70 岁但被确认为残疾或卧床不起者。从 2002 年 10 月至 2006 年 10 月，老人医疗对象的年龄分阶段地增加到 75 岁（每年增加 1 岁）。

（二）医疗保险资金的来源

各保险方案的资金，一般由参保人缴费以及国家财政补贴两部分构成。除了贫困人群、受赡养者、70 岁以上的老人外，其他医疗保险覆盖人群均需缴纳医疗保险费。但不同的保险方案要求个人缴费的比例也是不同的，如政府管理的雇员健康保险缴费比例为 8.2%，而船员健康保险缴费比例为 9.1%。属于雇员健康保险的，保险费一般由雇主、雇员各承担 50%。

（三）保险费缴纳

企业在职职工按照工资收入的一定比例缴纳保险费，通常是 8.2%，个人和单位各承担 50%。国民健康保险的资金缴纳，一般与养老保险费的缴纳合并计算，分 ABC 三种类型进行测算。类型 A：根据各家庭上年度的所得来计算；类型 B：一个家庭的缴纳数按照其人口平均计算；类型 C：不论收入和年龄，根据加入人口数平均计算。

1. 政府分担

为确保国民健康保险能持续运营，国家和地区政府都给予财政投入。对低收入者减免的保险费，按照国家 1/2、都道府县 1/4、市町村 1/4 比例分担；对医疗费用过高的市町村，由都道府县和市町村两级政府进行费用审核。过高的医疗费，除用保险基金补偿外，国家、都道府县和市町村三级政府各分担 1/6。

2. 医疗费用个人负担

由于日本急速的少子女高龄化进程、经济形势低迷、医疗技术进步、国民健康意识提高等医疗相关环境的变化，医疗费用支出逐年攀升，对国家财政产生了明显的压力。2002 年，在医疗保险制度的修订中，对个人负担比例作了调整。调整后的个人负担比例为：70 岁以上者自负 10% 医疗费用（收入在一定水平以上者要自负 20%）；3~69 岁者自负 30%；3 岁以下者自负 20%。为确保加大个人负担力度政策的平稳实施，同步还配套实施"高额疗养费制度"，即设定月个人支付医疗费的上限，超过上限后的医疗费予以减免。

（四）医疗保险待遇的支付

各保险方案支付的保险项目是相同的，但起初的保险支付比例不尽相同，国民健康保险的支付比例一般低于雇员健康保险，对赡养家属的支付比例低于参保者本人，特别是 1973 年实施的老年人卫生保健制度，规定对 70 岁以上的人员实行免费医疗，20 世纪 80 年代后期，进一步扩展到 65 岁以上的卧床老人。

二、老年卫生保健服务

(一) 现行老年人医疗费总体情况

日本人口的老龄化进程迅速，而且高龄化趋势明显，据日本厚生劳动省提供的数据显示：目前日本65岁以上人口占全国总人口的20%（预计中国在2040年将达到此比例）。目前日本人口平均寿命为男性79岁，女性86岁，占世界首位。老年人的医疗费支出明显，占总医疗费的比例高。2002年数据显示：65岁以下者人均年医疗费用为14万日元，65岁以上未满75岁者人均50万日元，而75岁以上者人均高达79万日元；75岁以上者医疗费用占总医疗费的比例为26.7%，65岁以上未满75岁者占23.2%。预计到2025年，75岁以上者医疗费用比例将上升到48%，65岁以上未满75岁者医疗费用比例略微下降到21%。老年人医疗费的增长对国家财政来说确实是一个很大的挑战，为促进医疗保健事业，政府认为有责任保障医疗制度的平稳运行，同时采取各种措施控制医疗费的过快增长。

(二) 老年人医疗费负担构成

现行70岁以上老年人医疗费构成除个人自负10%外，余下90%部分由保险资金和财政共同负担。其中，保险资金负担余下部分的54%，财政负担余下部分的46%（国家2/3、都道府县1/6、市町村1/6）。

(三) 改革现行日本老人医疗制度的初步设想

鉴于目前存在的老年人医疗费增长快、财政负担重、老年人医疗制度的运营主体和责任主体不明确等问题，厚生劳动省正积极研究建立全新的老年人医疗保险制度，确定合理的老年人自负比例，明确医疗费负担主体和缴纳保险费主体，从而不再依赖于年轻人保险费的支撑，也可使年轻人缴纳保险费的负担趋于合理，不致过重，力争实现年龄段之间、保险者之间的保险金公平化、制度运营责任主体的明确化。

（四）2006年国会提案

在现行的医疗保险制度中，国民健康保险和组合掌管健康保险的财政基础薄弱，政府掌管健康保险由政府独自运营，不可能兼顾地区差异而引发矛盾。为了解决这些问题，厚生劳动省考虑在2006年国会提案中将被雇用者保险、国民健康保险分别以都道府县为单位中心进行再编统合，以稳定保险者的财政基础，发挥保险者功能。

（五）医疗机构

为进一步加深对日本医疗保险制度的感性认识和理解，代表团参观了一家具有一百多年历史的顺天堂私立医院。该院目前有2 273名员工，开设30个科并设立1 020张床位。2004年统计数据显示：日门诊量约为3 763人，日住院量约934人。代表团听取了院方的基本情况介绍，并实地参观了门诊服务科、挂号处、病历管理处、药剂部、药品供应仓库、医疗保险室等部门，对医院的业务流程有了较为详细的了解。令人感触颇深的是：医院的管理在各方面都真正体现出以人为本的服务理念。医院在门诊设立服务科，由7位高素质的服务人员组成，并配备30辆轮椅，服务人员的主要职责是面带真挚微笑主动询问患者需要和缓解患者紧张情绪，为行走不便的患者提供轮椅，为佩带手语胸牌人员提供手语方面的服务；挂号处井井有条的管理使得原本熙熙攘攘的大厅变得秩序井然、悄然无声，由专人负责建立初诊患者的电子病历、由护士确认患者执行医嘱的过程、由电子屏幕显示电子病历处理的结果、由专人协调各科室床位的收治；医院药剂部配备有84名药剂师，药房的操作流程是将医生的处方由计算机系统传送至药房，经药剂师确认后再传送至配药部门配药，再经药剂师审查后送至患者手中。一张处方需经药剂师两次确认，从而大大降低了出错率。据介绍，患者可以根据医生处方自行选择在院内药房（附属于医院）或在院外药店取药，同一药品在院内药房购买通常比药店便宜，理由是药店的药剂师会提供用药方面的指导从而收取一定比例的费用，但与韩国不同，目前日本药店的药剂师无权更改医生所开具的处方药品，约有5％的患者会选择在药店购买处方药；医院的药品供应仓库主要负责采购药品、住院注射剂配制和药品出库管理，还配备有突发自然灾害所需的急救药品；医疗保险室的工作也比较繁重，主要负责医疗保险的结算。医院的医保费用向审查机构申报结算前，先由该部门5名工作人员和2名医生进行内部检查和把关，仔细检查每位参保患者检查通知单的内容是否合理，发现问题及时解决。一旦由审查机构检查并发现医院差错，将大大影响医院的声誉和保险金的支付保障，因此医院对此项工作非常重视。据了解，经过医院的努力，在门诊每月6万张处方中可能有200张被拒付，拒付率也较低。医院按月向医疗保险经办机构申报前月的医疗费用，经过审核，实际支付时间为3～6个月，期间的医疗费由医院自行垫付。

三、应对保险人群老年化所采取的相关措施

日本医疗保险制度的建立已有几十年的历史，期间又经历日本经济飞跃期，但随着保险人群的老年化趋势的日益严重，以及近几年的经济萧条，其各保险方案也面临越来越大的压力，已先后或即将出现赤字，按日方介绍，其主要面临如下压力：急速的少子女高龄化；低迷的经济形势；医疗技术的进步；国民健康卫生意识的提高。其现行的保险方案困难重重，为此已采取若干应对措施。

（一）已采取的措施

1. 单列老年护理保险

2000年4月实施老年护理保险，覆盖对象分40～64岁、65岁以上两类，个人分别承担保险费的17％、33％，另一半保险费由政府财政承担（中央、地方各一半），由此减轻现行保险方案资金的压力。

2. 逐步调整各保险方案个人负担比例，适度加大个人负担力度

一方面适当增加老年人的支付比例，另一方面在逐步统一各保险方案个人支付比例，以简化操作的同时，适当调高个人支付比例，具体如下：

（1）70岁以上的老人

调整前个人支付比例为10％（2000年开始实施），调整后一般人员个人支付比例为10％，超过一定收入的人员支付比例为20％。

（2）其他人员

其他人员医疗保险个人支付比例如表1所示：

表1　　　　　　其他人员医疗保险个人支付情况

调整前			调整后	
雇员保险		国民健康保险	3～69岁	不满3岁
本人	家属			
20％	门诊：30％ 住院：20％	30％	30％	20％

另外，为确保加大个人负担力度政策的平稳实施，还同步配套实施"高额疗养费制度"，即设定月个人支付医疗费的上限，超过上限后的医疗费予以减免。

3. 增加财政补贴幅度

拟计划逐步增加财政补贴幅度，并已逐步开始实施，各保险方案具体补贴幅度不等，如国民健康保险中原财政补贴幅度占30％，拟计划在今后几年内逐步增加到50％。

4. 调整保险费缴费基数核算口径，扩大保险费征缴基数

2003年4月，日本对原先的保险金征缴政策进行调整，实施"总报酬制"，即将原来没有纳入保险费征缴基数的奖金（约相当于1.9个月的工资收入水平）纳入征缴基数中，这样一下子就将保险费的征缴基数扩大了10%左右。

5. 提高老年保险的年龄门槛

原可纳入老年保险的年龄界限为70岁，从2002年起，调整这一年龄界限，具体做法是锁定当年70岁的人员，分5年逐年提高1岁的年龄界限，即到2007年，将老年保险的年龄门槛调整到75岁，同时计划开始实施老年人缴纳保险费。

（二）下一步拟采取的措施

在采取上述措施的同时，厚生劳动省正计划继续采取其他政策、管理措施，其中一个比较重要的工作是对现行的各类老年保险、保健、护理等方案进行重新调整、归并，力求建立一个独立、高效、便利的老年医疗保险方案，其基本指导思想为：

1. 建立以个人自立为基本原则，在社会联合基础上的相互扶持为机制的社会保险方式；

2. 建立以65岁以上者为对象、符合高龄老人和低龄老人各自特性的制度；

3. 力争实现年龄段之间、保险者之间的保险金公平化、制度运营责任主体明确化；

4. 努力使日益增大的高龄者医疗费合理化，以避免出现目前在职一代人的负担过重现象。

相关新的保险方案正在制定过程中，计划2006年完成立法程序，2008年正式实施。

四、日本医疗保险药品定价和管理

（一）总体情况

据日本国制药协会介绍，2000年日本全国医疗费约30万亿日元，其中药品支出约6万亿日元，药品占医疗费的比重为20%。之后几年医疗费、药品支出的总额均在增长，但药品占医疗费20%的比重基本保持不变。在日本实行全国统一的药品零售价政策，不存在不同地区以及医院与药店的价格差异。对于药品的价格，统一由厚生劳动省确定、颁布，一般过程是厂家（公司）申报，厚生劳动省组织评定（如相关的专业协会），通过评定后颁布实施。新药一年四次，新药的新剂型一年两次，一般仿制药一年一次。此外在药品上市后，每年还进行价格调整，一般分：（1）普通的调整幅度方式；（2）原研药的特别下调；（3）市场份额扩大的调整；（4）药品基价的调整等各类形式，每一种具体形式都对应适用对象，及各自的价格调整计算方式。例如，对于普通的调整幅度方式，基本操作办法是，对药品实际批发价格进行调查，加权平均后得到实际价格，则下一年的价格调整到：实际价格＋当年（批准）价格×调整幅度（2005年为2%）。例如，某一药品当年（批准）价格（零售价）为100元，当年加权平均后批发价为93元，则下一年的零售价调整到：93元＋100元×2%＝95元。据介绍，厚生劳动省每年均对药品进行实际批发价的调查，最近一次调查结果是药品零售价与批发价之间的差额率为6%。

国家医疗保险制度中的药品价格，是在国家医疗保险体系下，保险人付给医疗机构的补偿价格。医疗机构购买药品的价格可以通过与批发商协商而低于补偿价格，因此在销售价格和补偿价格之间仍存在差价。药品价格统一由厚生劳动省确定、颁布，一般过程是厂家（公司）申报，厚生劳动省组织相关的专业协会评定，通过评定后颁布实施。各类新药（包括新的化学结构实体在内）每年四次（3月、5月、8月、9月）载入医疗保险药品目录，仿制药品每年一次（7月）进行调整。

（二）医疗保险药品药价核算原则

基本原则是：医疗机构采购价的加权平均值（市场实价）加上稳定药物流通的调整系数（调整前药价的2%），所得金额即为新药价。

特殊原则是：后上市药品要比已是医保药的先上市药品价格下调4%~6%；对市场扩大、疗效变化、用法用量变化、亏损品种的药品价格进行再审核。

（三）新药价格核算

1. 核算方式

（1）修正加算

对于在目录中有同类药的新药来说，其价格根据目录上现有参照药品的价格进行计算，参照药品的选择依据是具有相似的适应证、化学结构、治疗效果等。新药的价格在参照药品价格的基础上根据其创新性、实用性、市场性因素进行不同比例的加价；对于在目录中无同类药的新药来说，没有参照药品，则根据成本计算新药价格。其成本主要考虑生产（进口）成本、销售费、管理费、营业利润、商业费用等因素。

（2）国外平均价格调整

在根据相似疗效比较方法、成本价计算方法核算的制度性界限以内，若有同一成分的药物在国外已经上市，则需用国外流通价格做一定调整。其中，新收载品如果是对已收载品增加规格，则不做调整。国外平均价格是指参照美、英、德、法四国参照药的价格算术平均值。如新药的价格超出国外平均价格1.5倍时需下调，低于国外平均价格 0.75 倍时需上调，上调幅度限于原新药价的 2 倍。

2. 核算程序

新药经批准后，厂方（公司）即可申请进入药价收载，由药价核算组织进行第一次核算，核算后公布核算方案，厂方（公司）如无异议，则由有关部门向审议会报告核算方案；如厂方（公司）有异议，则提交意见书进行第二次药价核算，核算后将核算方案向审议会报告，方案通过即可进入药价收载，每年四次。

（四）仿制药品

首次上目录的仿制药品价格是原研药价格的 80%。如果已有其他仿制药品列在目录上，再申请进入目录的仿制药品的价格只能按照现存仿制药品中最低的价格确定。如果包含某一有效成分的新批准上市的药品及已经上市的药品数量超过 20 个，再申请进入目录的仿制药品的价格则在现存仿制药品中最低价格的基础上乘以 0.9。

（五）药价调整

日本制药工业协会为代表团简单介绍了药品上市后的价格调整情况。政府每两年一次由中央医药品协会组织进行药品市场调查和药价调整。据粗略统计，2004 年对约 11 500 个药品进行药价调整，其中约 80% 的药品给予价格下调，仅约 100 个药品经再核定后予以上调。鉴于医药市场的特殊性，政府正着手考虑将药价调整期由两年一次改为每年一次。

（六）药品研发

据藤井议员介绍，日本医药品市场占全世界的份额分别从 1994 年的 21%、1998 年的 16% 下降到 2003 年的 11%，与此同时以加拿大和美国为主的北美医药品市场从 1994 年的 34%、1998 年的 42% 上升到 2003 年的 49%。因此，日本政府也积极鼓励国内制药行业提升药品研发能力。

（七）医药分业

日本也已实行一定程度的医药分业，患者对这一改革的评价也颇高，理由是医药分业后对患者提供的医疗服务更好，原本在医院药房取药后便了事，而在药店取药后药剂师会提供更为详细的用药说明。

五、几点启示

2000年WHO的世界保健报告，对世界191个国家的保健医疗制度，从医疗质量和平等性观点出发进行综合评价，日本被评为世界第一位；日本人均寿命目前是世界第一，2000年其65岁以上的老人所占人口比例为17.4%，预计到2025年将上升到28.7%。不难看出，老年化是其医疗保险所面临的一个难题，从其已采取以及拟采取的政策、管理措施中，可以得到一些初步的启示：

（一）综合考虑个人支付力度，统筹解决普遍人群与小部分人群间的平衡问题

个人支付力度，既是衡量保障水平的一个重要指标，同时也对保险基金的平衡有相当的影响。目前我国的医疗保险制度，对此虽有一些规定，但操作、指导性不强。由于各统筹地区的具体政策不尽相同，又缺乏统一的计算口径，因此各地区的个人支付比例，或多或少缺乏科学性，既无法进行简单比较，也无法直接用于对保障水平的评价，以及对基金总体平衡影响程度进行测算等。同时也应看到，对个人支付力度，还有心理承受能力，以及实际经济承受能力之别。

从日常实际情况来看，绝大多数人群发生的是小额医疗费，如要求其承担较高比例的医疗费，通常不会影响其正常生活，而绝大多数人的小额积累就是个较大的数字，可能在一定程度上会对当地的保险基金总量有相当的作用，而在这一过程中我们需要解决的是

小部分个人负担确有困难的人员,而日本在适度调高个人负担的同时设定负担上限的政策(我国部分地区也有相类似的政策),是否给予了我们如何综合考虑个人支付力度,统筹解决普遍人群与小部分人群间平衡问题的启发呢?

(二)理顺细化现行相关政策,加大相关政策对老年人倾斜的显性化

综观我国的医疗保险政策,大多以职退状态(在职与退休)为参保人缴费、医保待遇享受标准等方面的分界点,退休后既不缴费,待遇水平也普遍比在职阶段高。由于我国职工退休年龄男 60 岁、女 50 岁(机关、事业单位 55 岁),暂不讨论这一政策的科学性(上述年龄规定是建国初确定的标准,期间人口的预期寿命已有了很大发展),再加上还有许多提前退休的政策,由此造成"年轻"的退休职工占有一定的比例(有统计显示,2003 年全国当年新增退休人员的平均年龄为 53 岁),而这一现象,与保险应向老年人倾斜的目标方向不相一致。由此可否尝试进行一定的政策调整,如在保险费缴纳上,在职职工是个人、单位同时缴纳;一定年龄以下(如不分男女统一规定 65 岁,姑且称之为老年年龄)的退休人员,按其养老金标准个人缴费;超过老年年龄的,仍需缴纳保险费,但可以给予优惠(如减半);同时在待遇上,对于老年年龄以下的人员,所享受的医疗保险待遇基本与在职职工相同;老年年龄以上的人员,可享受更好的医疗保险待遇。这样,在理顺细化现行相关政策,加大相关政策对老年人倾斜的显性化上给予更多的思考与尝试。

(三)进一步夯实保险缴费基数,确保并扩大保险费的征缴额

保险费是社会保险的源泉,对于社会保险缴费基数,社会保险部门业已按照相关法律、法规,开展了诸如稽查等工作,并查实了相当的缴费基数,追缴了相应的社会保险费,但由于缺乏相应的机

制，"瞒、漏、拖"等现象仍在相当程度上存在。因此，仍应加大相关工作力度，并多种手段并举，如规范单位、职工缴费基数计算口径；有条件的地区可实行通过银行支付工资，并以此确定缴费基数，同时可尝试银行的联动扣款缴费；更有条件的地区，可将单位、职工缴纳保险费的情况，纳入其社会信用征信范围。即进一步夯实保险缴费基数，确保并扩大保险费的征缴额。

（四）启动财政转移支付，实行动态管理

因各种原因，我国的医疗保险制度中尚没有财政转移支付的份额（个别统筹地区即便有，也是地方政策，且所占基金份额也相当小），应该讲这是欠合理的（此观点已在社会保险范围内经常提及，在此不再赘述），所以应适时启动财政转移支付，同时可实行动态管理，即可确定一个相对比例，而不仅仅是一个固定值。

（五）进一步理顺药品定价、流通等渠道，加大医疗保险管理部门对药品的控制度

我国医疗费支出中的药品费，目前还保持在60%上下，比起日本的20%要高得多，在药品定价、流通等渠道还存在许多不尽规范、不尽合理的地方。当然要从根本上解决以药养医等问题，涉及医疗机构补偿机制等问题，这还未考虑与卫生、药品管理部门之间总体平衡、协调等一系列问题；但这并不意味着医疗保险管理部门对药品的管理仅限于目前的目录管理，医疗保险管理部门可以在减少药品流通环节，参与医疗保险支付范围内药品定价及管理等方面做一些尝试，毕竟药品费占到医保支出费用的大头，而我们对药品的定价、流通、使用等诸多环节的管理、规范等工作力度还很小，甚至是尚未涉及，应该可以进行尝试，并实现突破。

（中国社会保险学会医疗保险分会考察团　沈怡　王卫东执笔）

韩 国

(2005年10月30日)

一、韩国医疗保险制度

韩国国民健康保险制度从1977年7月1日起正式实施,最初纳入保险的是拥有500个以上岗位的企业,以后逐步扩充参保对象,历经12年,实现了全民医保。

(一)韩国现行医疗保险制度的主要内容

1. 韩国国民健康保险的适用范围

据2004年提供的数据:韩国总人口为4 820万,其中健康保险适用人口占96.9%,另有3.1%为医疗保护人口,是健康保险的补充部分。

健康保险适用人口分为两部分,一部分是企业职工参保者(包括企业劳动者及被抚养者、公务员/教职员及被抚养者两类),占总人口的52.6%;另一部分是地区参保者(包括农村和渔村地区私营业主及世代源、城市地区私营业主及世代源两类),占总人口的44.3%。

医疗保护人口是指无能力支付医疗保险费者,这部分人群的医疗费用由国家财政负担,是医疗保险的受益对象。为提高管理效率,政府将其委托给国民健康保险机构统一管理。

2. 国民健康保险管理经营体系

2000年以来，国民健康保险为单一的管理经营体系，由独立的保险人国民健康保险公团代替政府来管理，其职责就是负责体系的运转和操作。该体系由五部分组成。其中，保险福利部为政府部门，主要起制定政策、管理监督国民健康保险公团的作用；健康保险审核评价员为中立机构，主要接受医疗服务提供者医保结算的申请，经过审核将结果报告国民健康保险公团；所有医疗机构被依法强制性规定为国民健康保险的服务提供者，为参保人员提供医疗服务，每月向健康保险审核评价员提出结算申请；参保者按规定缴纳保险费，至医疗机构就医时自付一定比例的医疗费用；国民健康保险公团主要执行保健福利部的政策，根据健康保险审核评价员的审核结果将医保费用支付给医疗机构。

3. 健康保险的资金来源

（1）保险费缴纳

参加者的保险费分为企业职工缴纳保险费和地区参保者缴纳保险费两种。

企业职工参加者保险费缴纳按照公式：月保险费＝标准月酬数×保险费率（在月工资的8%以内，目前为4.31%）来计算。其中，一般劳动者与公务员的保险费由雇主和雇员各负担50%，私立学校教职员由雇员、雇主、政府分别负担50%、30%、20%。

地区参保者保险费缴纳按照公式：每户保险费＝标准收入点数×金额/点（目前每点126.5韩元）来计算。年收入超过500万韩元的家庭其标准收入点数根据收入和财产来确定，500万韩元以下的家庭其标准收入点数根据经济活动（如性别、年龄等）和财产来确定。

（2）政府补助金

政府补助金主要用于地区参保者医疗费用支出部分的50%，其中40%来源于一般税收，10%源于烟草负担金。

(3) 2004年医疗费用支出构成

2004年医疗费用支出中保险费占83%，一般税收占14%，烟草负担金占3%，国家财政补助占了较大份额。

4. 国民健康保险本人负担金制度

对于在综合性医院、（小型）医院或诊疗所的住院病人需自负住院总医疗费用的20%；对于门诊病人则根据就诊医院性质等不同，个人自负的比例和金额也有所不同。综合医院由本人负担医疗费用总额的50%，（小型）医院由本人负担40%，诊疗所由本人负担30%（总费用不超过15 000韩元时，65岁以下者自负3 000韩元，65岁及以上者自负1 500韩元）。

(二) 国民健康保险公团为强化保险者作用所做的努力

国民健康保险公团旨在提高全民的健康水平和社会安全保障水平，主要在预防疾病、提供服务和信息等方面不断努力和完善。

1. 健康检查事业

检查医疗机构的质量管理。提高检查的时效性和受检者的满意度，对检查结果进行分析和提供可用资料。综合分析健康检查的结果，反映检查制度的研究及改善现况，同时还用作后续管理资料，以给参保者提供不断改进的高质量服务。

2. 增强健康的活动

管理健康需注意的人群。对检查结果异常的，通过基础体力检查，引导个人进行适合自己健康水平的日常健身运动。发展肥胖者运动管理示范事业。发展健康运动事业。通过健康运动，在事前消除危害健康的因素，通过长期宣传，强化预防功能，提高地区居民的健康认识。设立肥胖儿童教室，开展宣传活动，进行身体成分分析器测量等。

3. 对合理使用医疗条件进行的支持活动

以健康保险财政的节减为目的，支持慢性疾患者适当地使用医疗条件，提高健康水平。对特殊病例进行个案管理。

引导合理的医疗使用，减少不必要的使用次数，对高频率使用者进行就诊咨询管理。

4. 对参保者所遇困难的处理

确认医疗机构对参保者征收的诊疗费是否适当，通过返还多收取的费用来处理参保者所遇到的医疗费难题。

解决医疗使用过程中的困难。对医院的诊疗程序等参保者在使用过程中产生的疑问和不便事项，通过谈话、介绍等方式来解决。

5. 提供医疗使用咨询

提供医疗供应方的情报。立足于参保者对医疗机构选择和使用上的便利，给参保者提供准确与可信赖的医疗使用上的便利信息。

提供经过选择的健康、疾病信息，为参保者医疗使用上的选择提供便利，防止因对疾病的自我判断导致的健康恶化状况。

提供健康危险评价服务。根据和健康相关的生活习惯、家庭、环境因素等评价个人的死亡危险度的方法，提供改善健康的资料，目的在于引导生活习惯发生变化，使人保持健康的生活方式。

6. 强化健康保险的保障性

对保险者发展健康保险的功能和作用进行再定义，即强化自律性和责任性。

二、韩国药品定价和管理

（一）基本情况

2000 年 7 月，韩国政府进行了一项重大的改革，即将医生开设处方的职责与药剂师调配药品的职责分开，也就是所谓的医药分业。但医院尚保留部分药房，为住院病人提供输液等药品服务。韩国药品分为处方药和非处方药两种，处方药均在医疗保险范畴，部分非处方药品则根据适应证等来确定是否划归在医疗保险范畴内。目前，韩国的处方药有2.2万个品种，非处方药约有0.5万个品种。患者手持医生处方可至国内所有药店购买处方药，政府为了减少财政支出，规定药剂师有权将医生开具的药品更改为同类等效且价格更为便宜的药品，并将两种药品差额的30%奖励给药剂师。

（二）药品定价

处方药均由政府定价，政府制定的是最高支付价。对于仿制药品来说，首次上目录的仿制药品价格是原研药价格的80%，第二个至第五个仿制药品的价格定在已登载药品的最低价以上且最高价的80%以下，第六个仿制药品的价格定在已登载药品最低价的90%以下且最高价的80%以下。进口药品在韩国定价时需参考英国、美国、日本、意大利、法国、德国、瑞士七国的价格情况。政府为了鼓励国内企业的制药开发，将国内自行生产的原料制备的国内药品制剂与原研药定于同样的价格。

（三）药价调整

除了政府认定的小比例药品流通机构外，一般制药企业的药品均直接销售到医疗机构。政府组织相关部门每年进行四次药品流通和药价销售情况调查，如发现药品的政府定价与市场零售价有差别，则调整价格。

三、几点启示

（一）提升医疗保障的公平性

韩国经过多次的体制改革目前均已实现了全民医保，使全体国民真正享受到了平等的医疗服务，这其中国家财政所起的作用是不容忽视的。而中国第三次卫生普查结果显示：44.8％的城镇人口和79.1％的农村人口没有任何医疗保障。这一数据说明中国医疗保障的公平性还远未实现。为此，政府应该承担起国家医疗保障事业的重任，积极扩大医疗保险的覆盖面，确保制度公平。

（二）加快医疗保险立法

韩国医疗保险体系的运行有法可依，而我国的医疗保险制度缺乏相应的法律支持，面对防不胜防的欺诈骗保现象却无相应的法律制裁。因此，急需制定和出台适合我国国情的医疗保险法。

（三）积极应对人口老龄化问题

目前韩国面临的一个很大的社会问题就是人口老龄化所带来的医疗费上涨，国家财政负担日趋加重，为此该国政府也积极采取各种措施应对这一难题。这一现象在我国也已引起政府的高度重视。由于我国医保基金筹资渠道单一，且退休人员不缴费，因此，可尝试适当延长在职职工的最低缴费年限以缓解人口老龄化和高龄化趋势给基金带来的压力。

（四）加强三医联动，适时实行医药分业

中国目前的药品费支出占总医疗费支出的60％左右，远远高于韩国的28％。这与我国的医疗卫生体制现状、药品定价和流通领域的不规范等因素有关，进一步深化医疗卫生体制改革，实行医药分业也是解决目前看病难、看病贵的一个重要举措。

（中国社会保险学会医疗保险分会考察团　沈怡执笔）

印度尼西亚

(2007年4月30日)

一、印度尼西亚医疗保险制度有关情况

(一) 医疗保险主管部门阿斯克斯公司基本情况

印度尼西亚医疗保险(健康保险)由政府委托阿斯克斯公司负责。该公司始建于1968年,现为国有企业,到2009年将完成向政府事业单位的转型。

阿斯克斯公司业务范围:一是社会医疗保险,属强制保险,覆盖范围为公务员、领取养老金人员、退役老兵、印度尼西亚独立志愿人员及其供养亲属。缴费水平为1.5万盾/月,由政府和参保人员各缴纳50%。目前已参保1 400万人。二是商业健康保险,覆盖范围为各类企业职工,企业与职工自愿参保并缴费。缴费水平为1.5万盾/月,由参保企业和个人协商确定分担比例。目前已参保180万人。三是医疗救助,覆盖范围为低收入人群。由政府出资为参保人员提供较低标准的医疗服务,个人不缴费。目前参保7 600万人。上述三类参保人员合计占全国人口的33.6%,另有约7%的人口参加其他商业医疗保险,其余约59%的人口未参加任何医疗保险。

(二) 医疗保险制度基本情况

印度尼西亚现行医疗保险制度始建于1968年,健康部增设保健

基金管理机构阿斯克斯公司，负责为公务员、领取养老金人员及其供养亲属报销医疗费，资金由政府财政支付。1984年，将保健基金管理机构从健康部分离出来，转型为国有企业。同时，为适应管理机构的改变，采取措施加强了对保健费用支出的管理和医疗服务质量的控制，以保证在合理的费用下为参保人员提供高质量的医疗服务。1991年，强制保险覆盖范围扩大到退役老兵和印度尼西亚独立志愿人员及其供养家属；同时，政府允许阿斯克斯公司开展商业医疗保险业务，将国有企业及其他企业职工纳入自愿参保范围。

印度尼西亚医疗保险特点：一是强调对费用和医疗质量的管理。二是提供医疗服务而不是报销医疗费。三是在管理内容上，提供包括预防、治疗、宣传和康复在内的综合医疗服务；采取按人头付费和逐级医疗制度，初级保健服务由家庭医生或公共保健中心提供；参保人员只能在定点医疗机构就诊，只能使用阿斯克斯公司《药品及最高限价目录》范围内的药物；同时，阿斯克斯公司还参与医疗服务管理。

印度尼西亚阿斯克斯公司提供医疗服务的特点：第一，初级医疗服务机构为公共保健中心和家庭医生，负责为参保人员提供包括预防、治疗、宣传和康复在内的综合性医疗服务。如果需要进一步治疗，医生将参保患者介绍到二级保健服务机构。第二，二级和三级保健机构根据公共保健中心和家庭医生的介绍为参保人员提供医疗服务。急诊患者可直接到二级或三级保健机构就诊，二级和三级保健机构根据患者需要可以提供门诊和住院服务。第三，医疗服务提供方包括初级保健中心、政府和军队医院、私立医院、专科医院、家庭医生、专家、药店、牙科医生、眼科医生、门诊部和实验室。

（三）医疗保险用药管理制度

1. 基本原则

阿斯克斯公司提供医疗服务时有选择地使用药物。选择条件为药效、安全性、供应便利性和价格。参保人员使用列入阿斯克斯公司《药品及最高限价目录》的药物时，费用全部由阿斯克斯公司支付，个人不需自付药费。

2. 药品筛选与定价

阿斯克斯公司的药品筛选与定价是整体考虑的。

第一步是初筛。(1) 医院和制药厂家提交将新药纳入目录的申请；(2) 由阿斯克斯公司职员进行需求评估；(3) 由包括临床医生、药剂师、药物学家在内的7人专家组对药物的药效、安全性和实际应用情况进行评估；(4) 将评估结果提交给由40位教授、医生、专家组成的专家组进行讨论，决定是否进入定价协商程序。

第二步是协商药品价格。药品价格由阿斯克斯公司与制药厂家协商确定，原则上要低于市场价格，并实行全国统一定价。定价时参考印度尼西亚盾与美元汇率、市场价格、前一年药品价格等因素。在程序上，由制药厂家提出价格建议；由阿斯克斯公司定价小组根据年度预算对建议进行评估，拟出需要协商的有关药物及其价格评估的摘要；把摘要提交给所有制药厂家，与各制药厂家协商每种药的价格；阿斯克斯公司定价小组召开会议，讨论、确定最终定价。根据定价结果确定是否纳入医疗保险用药目录。最后，对外公布药品及其定价是否被阿斯克斯公司纳入目录。

3. 药品批发与发放

每个制药厂家指定一个批发商将药品批发到全国各地，阿斯克斯公司总部与每个制药厂家和批发商签订合同，确保从每个供应商处可以及时获得所需药物。

阿斯克斯公司地区或分支办公室负责在所在地区建立药品发放网络，通过药店或医院药房发放药品。阿斯克斯公司与药房和药店签订合同，药房和药店按阿斯克斯公司定点医院的医生处方发放药品。

目前印度尼西亚全国共有458类15 911种药物，制药厂家209个，批发商2 243个，药房5 695个。其中，列入阿斯克斯公司《药品及最高限价目录》的共有335类1 097种药物，提供服务的制药厂家84个，批发商22个。

4. 药品退出机制

如果在实际应用中发现《药品及最高限价目录》内药品的药效和安全性、药品供应、批发出现问题或是价格增高超出一定范围，由阿斯克斯公司组织专家组进行评估，决定是否将该药从目录中删除。

总体来看，目前阿斯克斯公司的药品筛选和定价制度是比较成功的，参保人员使用的目录内药物的价格大约比市场用药价格低30%，有效地节省了医疗保险药费开支。

二、体会及建议

（一）进一步强化对医疗保险药品价格的控制

目前，世界上大多数国家对药品价格大多采取直接或间接的政府定价方式，控制药品价格，减轻国家财政、医疗保险基金或患者的负担。印度尼西亚在医疗保险用药定价机制方面有两个特点：一是由出资人确定药品价格，二是药品价格与药品目录一体化。印度尼西亚阿斯克斯公司把是否将药品纳入医疗保险用药目录与药品最高限价捆绑在一起谈判，成功地将医疗保险用药价格控制在市场价的70%左右，有效地减少了医疗保险药品费用支出。

我们认为，实行医疗保险用药政府定价是从源头上控制药品的虚高价格，减少药品生产和流通环节的不合理利润，减轻群众药品费用负担的有效措施。劳动保障部门作为参保人员的代表，在医疗保险用药价格决定机制中必须争取发言权。建议加强对医疗保险用药价格确定机制的研究，探讨引入医疗保险用药价格协商谈判机制。同时，不断改进和完善医疗保险费用结算办法。通过这些办法，逐步把虚高的药品价格降下来，用有限的资金为参保人员提供更优质的服务。

（二）进一步强化对医疗服务质量的控制

印度尼西亚阿斯克斯公司强调"强化管理"的理念，一方面控制医疗费用支出，另一方面监控医疗服务质量，在两者之间寻求平衡点，保证了以合理的价格提供高质量的医疗服务。

我们建议：进一步加强对医疗服务质量监督检查、考核评估和奖惩办法的调查研究，总结各地的经验和做法，不断完善对医疗保险定点医疗机构和定点药店服务质量的监控和管理办法，从制度和机制上监控医疗服务质量，用政策手段引导医疗机构不断改善服务质量，为参保人员提供高满意度的医疗服务。

（中国社会保险学会医疗保险分会考察团　李静湖执笔）

瑞 典

（2004年9月5日）

一、瑞典社会保障制度的基本情况

瑞典的社会保障制度本着为每个公民提供经济"安全网"的指导思想，实行普遍性和统一性的原则，所有公民都有权利获得基本的社会保障，并由国家承担各种风险。社会保障的内容除养老、医疗、失业、伤残、生育保险外，还有儿童津贴、遗属津贴、单亲家庭津贴、住房津贴和接受教育培训的津贴；除现金津贴外，还提供医疗照料等服务。瑞典的社会保障制度使广大国民解决了生、老、病、死、伤残、失业等后顾之忧。

在瑞典，政府为支付高昂的社会保障费用，除了要从国家税收中拨款外，还向雇主、雇员征缴社会保障税。一般雇主要按雇员工资收入的31.26%缴纳社会保障税，雇员仅负担1%的失业保险税和2.95%的医疗保险税以及1%的年金税。自谋职业者根据收入情况，要缴纳17.69%～29.55%的社会保障税。

瑞典社会保障目前采取的是现收现付的基金模式，但专门的社会保险税已不能满足支付需求，还必须靠政府从国家税收等其他方面给予补充。2001年，全国用于社会福利、社会保险和社会服务的总开支相当于GDP的36%，其中用于社会保障的总支出（不含失业保险）约3 610亿克朗，相当于GDP的16%。社会保障支出的具体情况是：养老金支出1 740亿克朗，占48%；医疗保险支出1 140亿克朗，占32%；家庭和儿童福利支出540亿克朗，占15%；其他保险支出94亿克朗，占2.6%；管理费支出85亿克朗，占2.4%。

瑞典社会保障的管理体制比较统一，社会保障从立法到各项待遇的支付，涉及国会、卫生和社会事务部、劳动部等部门。国会在社会保障立法中起着十分重要的作用。国会中有专门的社会保险立法委员会，社会保障的每一个法案在国会讨论表决之前，先由社会保险立法委员会讨论。委员会的成员由各党派人士、专家组成。由于委员会和议会中执政党占多数席位，所以，一般来讲在委员会中获得通过并取得一致意见的法案，在议会中会获得通过。

瑞典的社会保险管理机构包括卫生和社会事务部、劳动部。卫生和社会事务部是社会保险的主管部门，它的职责范围包括养老保险、医疗保险、儿童津贴和家庭、遗属补助等项政策的制定；劳动部负责失业保险政策、就业政策和再培训等工作。卫生和社会事务部实行"小部委大事业机构"的管理体制，下设15个局，其中之一是国家社会保险局，是社会保险经办机构。它在地方设有21个分支机构，共有230个基层办公室，有工作人员14 500多人。这些地方社会保险经办机构负责除失业保险以外的其他保险项目缴费、登记和待遇的具体审核发放。

二、瑞典医疗保险的有关情况

（一）医疗保险

瑞典的医疗保险（亦称健康保险）制度始于1955年，经过多年发展日臻完善。1982年瑞典通过卫生立法，规定本国公民在患病（或生育）时均有资格领取由地区社会保险局支付的"医疗费用补助",16 岁以下的未成年人随其父母参加医疗保险。瑞典的医疗事业主要由地方政府举办,私人开业医生只占全国医生人数的 5%。1984 年,允许实施私人健康保险制度。

1. 基金模式

医疗保险基金模式采取现收现付制,一般雇主要按雇员工资收入的 33%缴纳社会保险税,雇员需负担 4.95%的社会保险税(其中医疗保险税 2.95%、失业保险税 1%和年金税 1%)。自谋职业者根据收入情况,要缴纳 17%~30%的社会保险税。但高福利、高消费导致专门的社会保险税已不能满足社会保险基金的支出,国家还必须从税收中拨款给予补充。2004 年,全国用于社会保险、社会福利和社会服务的总资金相当于 GDP 的 36.5%。社会保险基金由三部分组成:用人单位缴纳的社会保险税、个人缴纳的社会保险税和国家部分税收。

瑞典医疗保险制度的参加者主要是年收入达到一定标准以上(1995 年规定的收入标准为 6 000 克朗)的在职者或已经登记的失业者,到外国工作不超过 1 年的瑞典人也可以参加医疗保险制度。在瑞典受雇于外国雇主的外籍人,如果有意在瑞典工作 1 年以上,同样可以参加医疗保险制度。

瑞典医疗保险基金来源于雇主、雇员和政府三方分担的费用。1995 年,雇员缴纳的医疗保险费的标准为其工资的 2.95%,自谋职业者的缴费标准为个人收入的 9.12%;雇主承担费用的标准为雇员工资总额的 6.23%;政府承担全部医疗保险所需费用的 15%。

2. 医疗保险对象和保险待遇

医疗保险对象为全体公民、在国外工作不足 1 年的瑞典人和在瑞典工作的外国人。公民生病均按规定到相应的医疗单位就医,一家人只要有收入的成员将收入的 2.8%缴医疗保险税,全家人就可

它山之石

瑞典

以享受医疗保险待遇，主要待遇有：（1）医疗保健费用。包括医生治疗费、住院费、药费、往返医院的路费等，这些费用先由投保人支付，然后到医疗保险机构按规定的标准报销。（2）疾病津贴。即投保人生病期间的收入损失，从病后的第4天起可以享受。疾病津贴一般无时间限制，但在3个月后，需要进行检查，以确定能否改做其他工作。如确定可以改做其他工作，则接受再就业的职业培训；如确定不能重新工作，失去劳动能力，疾病津贴便由残疾年金来代替。（3）牙科治疗补贴。20岁以下患者由国家承担全部费用，20岁以上由国家承担部分费用。（4）药品费用。患者（或家人）可以持处方到药店购买到优惠药品，购买非处方药需要全部自费。在规定时间内，患者购买药品费用达到一定数额后，将有资格在这之后的一段时期内免费领取药品。（5）产妇津贴。产妇除享受一般医疗保健待遇外，还可领取一份产妇津贴。根据1974年的立法，产妇津贴称为父母津贴。按1982—1983年的规定，父母津贴在180天内每天发37克朗，如父母为受雇人员，这期间可获得一份相当于每天劳动收入90%的现金津贴。

医疗保险津贴的支付从被保险人因健康问题而失去劳动能力的第15天开始，每日支付，有工作收入的养老金领取者，医疗保险津贴的领取天数为180天。医疗保险津贴标准存在阶段差别，从患病的第15天到第365天，医疗保险津贴标准为其原来工资的80%；从第366天起，医疗保险津贴标准降为其原来工资的70%。普通患病雇员患病时间为2~3天者，由雇主支付其原来工资的75%作为健康津贴；患病时间为4~14天者，由雇主支付其原来工资的90%作为健康津贴。自谋职业者及其他符合医疗保险领取条件者，患病后的第2~3天，由医疗保险基金为其支付健康津贴，支付津贴的标准为其原来月平均收入的65%；第4~14天的支付标准为其原来月平均收入的70%。医疗保险健康津贴每天最高领取标准不得超过587克朗。

瑞典父母保险制度规定，父母保险津贴的领取者，需要在产前至少已经参加父母保险制度240天。父母保险津贴的具体标准为：自孩子出生日开始计算，出生后前60天的津贴标准为父母原来工资的90%，此后300天的标准为父母原来工资的80%，再往后90天的标准为每天60克朗。每一子女出生时，领取父母保险津贴的时限至少不能少于450天。

瑞典医疗保险制度和父母保险制度由国家社会保险局统一管理，地方社会保险机构负责实施。瑞典医疗保险和父母保险法令明确规定，所有医疗保险和父母保险津贴都应纳税，医疗保险与父母保险津贴的标准随每年收入基数的调整自动调整。

医院和基础医疗服务机构（健康服务中心）门诊挂号费标准由各省、市政府根据本地情况自行确定。为限制个人负担，政府规定了最高收费限制：病人累计支付门诊挂号费最高限为900克朗，超出部分从第一次门诊算起的1年时间内，免收以后的挂号费。另外，所有的医疗单位对儿童和20岁以下者一律免费就诊。同时，规定患者支付处方药不得高于900克朗，超过部分享受药品补贴，这就意味着患者在一个年度内就医总支出费用不会超过1 800克朗。

3. 管理体制

瑞典的医疗卫生服务体制为三级管理：一是中央政府，包括国会、政府有关部门（卫生和社会事务部、劳动部等），它的一个重要作用是通过法律和法令规定卫生医疗服务的基本原则，负责监督与指导。二是省级管理委员会，国家规定医疗保险具体业务由省级机构负责管理与实施，省级政府拥有医院。三是市级管理委员会，承担审核待遇、基金支付、信息反馈和各项服务等工作。它们在瑞典医疗服务体系中起着非常重要的作用。由选举产生的这些政治机构有权利通过征税和收取费用来支持它们的日常管理和服务大众。

（二）卫生服务

医疗保健体系的最主要评价标准是衡量其能够为服务的人群处理任一健康问题的水平。瑞典卫生服务体系分为：

1. 基础医疗保健服务机构（健康服务中心）

它的目标是改善人们的健康状况，并向不需住院治疗的公民提供医疗服务。这个部门拥有一系列广泛的健康专家——包括各类专业医师、护士、助产士和理疗医师等，他们在健康服务中心组成团队进行工作。公民有权选择自己的私人家庭医生，一般都是一个全科医生。此外，还有社区护理诊所和妇幼诊所的私人医生、理疗医生提供医疗服务。基础医疗服务还包括向企业和学校提供健康检查和咨询服务。

健康服务中心的另一项工作是通过技术辅助手段向病人提供护理住房或在病人家中提供医疗和护理服务，方便老年人和残疾人接受全天候24小时的护理服务。

2. 县级和地方级医院

全国大约有65家县级和地方医院，它们为患者提供需要住院治疗的医疗服务，包括为需要入院治疗的病人提供专科领域的住院或门诊医疗诊治服务。另外，县级医疗机构也提供精神病方面的护理治疗，而且正以门诊病人护理的形式逐渐增多。

3. 较大的地区区域级医疗服务系统

该系统包含9个地区级医院。相比县级医院，地区级医院有更广泛的专家队伍和诊疗系统，除一般的专科医疗服务项目，还提供包括精神病治疗，以及神经外科、胸外科、整形手术和专业实验室等专业领域的服务。

由于强调院外治疗的理念，住院治疗在人们的观念中已经发生了许多改变。现在，由于日间手术方式和家庭医疗诊治的引入，越来越多的患者在院外接受诊疗，越来越多的疾病治疗和手术不再需要病人住院完成。

目前在瑞典 65 岁以下人口中每 320 个居民就有一个医生。

近几年来，省、市政府在医疗保健领域里引入的一个主要改革就是给予病人选择医院和医生的自由。病人可以选择他们就医的健康服务中心（或家庭医生），选择他们希望就医的医院。如果病人希望到本辖区以外的医院就治，医院可以出具转诊证明。

初级基础护理服务必须在病人与他们联系的当天提供服务，而医疗咨询则需要在 8 天内提供服务。

（三）医疗服务经费

2004 年瑞典医疗服务经费达到 1 780 亿克朗（包括药品补贴和牙科治疗），这个费用已经占到当年国家 GNP 的 8.5%。由省、市政府提供或支付的医疗服务费用占到这个总费用的 80%左右。

各省、区的医疗经费占各地运作费用的 89%，各省、市政府有权利对其辖区的居民按照收入水平的一定比例征收个人所得税，征收比率平均在 10%。另外费用中的 19%来自中央政府拨款，患者个人也需支付 4%的费用。由于加入欧盟，瑞典税收基数在逐渐降低，各地政府收入和医疗服务基金也相应减少。

三、几点思考和启示

瑞典社会保障制度开始于 19 世纪初，至今已经历了 100 多年的发展历程。在这百余年的发展中，瑞典社会保障制度表现出以下特点：

一是遵循现代社会保障制度发展的普遍原则并坚持与本国特色

相结合。在社会保障财政来源方面,瑞典政府财政资助和雇主缴费所占比例最大,被保险人个人缴费所占比例很小;在社会保障制度管理方面,中央政府和地方政府是瑞典社会保障制度管理的主要机构,主要社会保障项目由中央政府管理,地方政府则在社会救济和社会服务方面发挥作用。一些社会保障项目,如失业保险,实行自愿性保险原则,这些自愿性社会保险项目主要由各种自愿性社会保险组织管理,中央政府相关部门仅对其进行监督。

二是在社会保障制度建立和发展过程中,政府的主动努力与公民的广泛参与相结合。瑞典社会各阶层不仅能积极参与社会保障制度、政策的制定,而且可以参与社会保障措施的实施和管理,使瑞典各项社会保障政策基本上能够"为民所谋,为民所知,为民所行",这有利于瑞典各项社会保障制度和政策措施更好地贯彻实施。如瑞典20世纪80年代以来颁布的保健法、病假工资法案、提高健康保险津贴标准法案等,都是经过广泛征求国民意见,并经国会多次讨论后施行的。

三是在社会保障的责任和权利的关系方面,瑞典经历了一个比较强调政府责任,到逐步强调雇主责任,最后发展到争取实现政府责任、雇主责任与个人责任的协调和平衡的过程。在20世纪80年代以前,政府财政补助在瑞典社会保障财政来源中所占比例最大,雇主缴纳的社会保障税所占比例居第二位,雇员缴费所占比例处于第三位。这反映出瑞典政府在社会保障中承担了主要责任,这种过度的国家责任成为瑞典"福利病"的重要原因。20世纪80年代以后,瑞典开始社会保障改革,政府财政补助在社会保障财政来源中所占比例稳中有降,雇员个人几乎不再缴纳社会保障费,而雇主缴费所占比例呈现不断增长的趋势。到90年代中期,瑞典试图通过激进的改革措施改变长期以来社会保障制度责权利方面的偏差,通过调整社会保障筹资模式，增加个人缴费比例，谋求政府、雇主和雇员个人在社会保障制度中的责权关系的基本协调，消除"福利病"的根源，收到了初步效果。

通过对瑞典社会保障制度特别是医疗保险制度的考察，给我们的启示是多方面的，主要有以下三点：

1. 进一步加深社会保障制度对促进经济社会协调发展重要作用的认识

瑞典的社会保障计划相当庞大，费用支出惊人，纳税比例列世界前茅。尽管各国不少人士对其制度有种种非议，但不管怎么说，近百年来瑞典是世界上最安定的国度之一，总的来讲经济发展的速度也是可观的，用瑞典人的话说，把钱花在福利上，比把钱花在监狱上要好得多。相比之下，尽管我国政府近几年来加大了对社会保障的投入，但还应继续加大，特别是对医疗保险，中央财政还没有直接进行过补助。从近期看，起码对困难群体的大病医疗救助，包括中央财政在内的各级财政，都应该适当予以补助，以解决困难企业和职工的实际困难，维护社会稳定。

2. 社会保障的发展要与国家的经济发展水平相适应

瑞典的福利社会以"三高"著称，即：高工资、高税收、高福利。"羊毛出在羊身上"，高福利水平的维持最终要由全体国民来承担。这个度如果掌握不好，将会影响经济和社会的发展。瑞典在这方面是有深刻教训的。在20世纪60年代到80年代初，公共支出占国内生产总值的比例从35％迅速增长到60％，从而出现严重的财政赤字，瑞典模式发展成"瑞典病"。从20世纪80年代以后，进行了一系列社会保障制度改革，才开始逐步摆脱"瑞典病"的困扰。这个教训值得我们认真汲取。我国属于发展中国家，"发展才是硬道理"。社会保障水平必须注意与经济发展水平协调发展，既要稳步推进，使人们充分分享经济发展的成果，又要统筹兼顾，不能由于片面追求社会保障的高水平而拖了经济发展的后腿。

3. 要努力增加公众对社会保障的参与度和认知度

现代社会保障制度的建立与发展涉及社会各方面、各阶层的利益，需要全社会的共同努力和积极参与。在普遍实行劳资集体协议制度以及社团主义政治和利益集团政治的特征下，瑞典社会各阶层对社会保障的参与和了解程度是比较高的。从我们在瑞典与一般民众，包括司机、导游的接触看，他们对医疗保险费用筹集、待遇给付以及医疗卫生服务的情况，大都有一定程度的了解。在这方面我们是有不小差距的，还有不少工作要做，需要进一步加强医疗保险政策的宣传和咨询工作，让广大职工群众进一步了解和掌握相关政策，更好地维护自己的合法权益。

（中国社会保险学会医疗保险分会考察团　皮德海执笔）

波 兰

(2005年8月30日)

一、波兰医疗保险制度基本情况

（一）基本概况

20世纪30年代，波兰议会就通过了社会保险法，后几经修改并不断完善，目前实行的是波兰议会1998年1月通过的社会保险法。新的社会保险制度分为四类：（1）养老保险；（2）疾病保险；（3）事故保险（包括工伤事故和职业病）；（4）意外保险（工伤后丧失劳动能力）。该制度覆盖了所有职业和社会群体。社会保险基金统一由国家社会保险公司征收，按照规定，社保公司将基金通过银行分别划给养老保险基金会、医疗卫生基金会、事故保险基金会和意外保险基金会。在社会保险基金框架下，还分别设有意外保险、疾病保险和事故保险储备基金。国家为社会保险赔付提供担保。建立各种保险储备基金的目的是为了保证今后社会保险基金有更大的支付能力，最终达到经费完全自理的目的。

2003年1月，波兰议会通过了《成立国家医疗卫生基金及普遍医疗保险法》，并于同年4月经总统批准正式生效。根据新法规，波兰将建立新的、全国性的医疗保险体制，改国家预算方式为基金制，其核心是集中管理全国医疗保险基金，使全体参保人员能得到平等的医疗待遇。成立国家医疗卫生基金会并实行普遍医疗保险制度是构成新体制的两个重要元素。

新医疗保险体系的基本原则有：(1) 人人免费平等地获得各种医疗保险待遇；(2) 自由选择各类医生；(3) 在医疗保险服务范围内，所有人享有相同的待遇；(4) 从个人收入中强制征收一定医疗保险费；(5) 对没有收入的人员，由国家财政负担医疗保险费用。

(二) 国家医疗卫生基金会

该基金会是一个具有法人资格的国家机构，具体负责全国医疗保险业务，保障医疗保险基金的运作。国家设立管理委员会，负责基金会工作，管理委员会由13人组成，任期5年，其主席由国家总理任命，基金会总裁由管理委员会任命。管理委员会主要负责制定并监督实施国家医疗保险规划，确定并监督实施工作章程，审议基金会的工作计划和经费使用报告。基金会属于非营利性机构，不从事经营活动，不开办医院和药店，不以任何形式拥有医疗单位的财产所有权。它的主要任务：一是明确谁是投保人，谁购买了医疗保险；二是与医疗单位签订合作协议。基金会每个季度向国务院提交工作报告，每年向国会提交报告。

基金会总部设在首都华沙，在全国16个省设立了省级机构（分会），全国工作人员约4 000人，其中中央一级机构250人。基金会从全国医疗保险费中提取1‰的管理费，用于全国各级机构日常运作。中央机构不直接参与筛选合作伙伴（医疗单位），全部由16个省级机构负责。国家基金会有权任免分会会长。

(三) 医疗保险范围

保险对象是所有波兰公民以及合法居住在波兰的外国人，不包括驻波兰的外交人员和国际组织工作人员。具体为：(1) 具有波兰国籍的公民；(2) 定居在波兰的欧盟（EU）或欧洲经济区（EEA）

公民；(3) 停留在波兰的非欧盟或欧洲经济区公民，但他们必须有居住签证；(4) 合法居住在欧盟或欧洲经济区成员国内的非欧盟或非欧洲经济区居民，而且已经加入了医疗保险。

在岗就业人员按收入的8.5%缴纳医疗保险费，以后每年增加0.5%，直到2007年达到9%，以后不再增加。个人缴纳的医疗保险费已包括了用人单位应缴部分（7.5%），故用人单位不需再缴纳医疗保险费。医疗保险费由用人单位每月代为扣缴。各项社会保险费均缴到国家社会保险公司，再由该公司通过银行转到国家医疗卫生基金会。1999年，国家规定对退休人员也进行改革。在改革之前，退休人员的医疗保险是由国家预算保障的。改革后，绝大部分退休人员医疗费用由医疗卫生基金支付，另一部分继续由国家预算保障。农业人员不缴医疗保险费，而是由国家补贴，他们的医疗保险由农业医疗保险公司专门管理。

波兰总人口3 800万人，按规定参保人员应为3 738万人。能够享受医疗保险待遇的人，一部分是投保人；另一部分是没有投保的人，其中有一部分人主要是收入很低、没有能力参保的人群。根据规定，他们向所在的乡政府申请，乡政府可以视同投保并批准他们享受医疗保险，一般情况下，批准享受时间一次为30天。这样做，主要是基层政府较了解情况，可以把关。对于长期需要依赖酒精、药物生活的人，国家同样为其提供医疗保险，他们认为这样要比提供社会救济便宜些。

个人购药，按病种报销药品费用，但报销比例不同，如糖尿病，个人支付16%，基金支付84%；感冒发烧，个人和基金各支付50%。

医疗保险的范围包括各种疾病的预防、诊断和治疗服务，例如预防疾病和创伤的发生、疾病的早期检测、疾病诊断治疗和护理、残疾和其生活限制等。以下医疗服务不在医疗保险范围之内：与治疗无关的健康体检（如驾驶证体检等）、无医生处方的疗养院疗养、非基本性的牙科治疗、非义务性的预防接种、患者自费的非常规性治疗、由国家财政支付的医疗服务和在国外进行的治疗等等。

2004年8月，波兰公布了国家医疗保险项目资助法规细则，其附件中详细列举了患者完全自费的诊治项目。

（四）医疗单位

医疗单位分为公立医院、私立医院、私人诊所和私人妇产医院。这些医疗单位都要在省级法院注册，并接受卫生等部门的监督。医疗单位提供的服务可以分为五类：一是家庭医生，即为初级就诊，一名医生约有2 500名患者。二是卫生所，通常情况下，卫生所医生要接到家庭医生的转诊单，才能为患者看病。个别病种不需要转诊单，医生可以直接看病，如牙科、妇科、眼科、心理疾病等。三是专科和综合医院，主要服务于慢性病、需住院的患者。四是康复治疗中心。五是急救中心。

国家医疗卫生基金会要与医疗单位、医生签订合作协议，协议主要包括：服务人数（人次）、服务项目、疾病病种和基金支付数额等，并根据协议向医院、医生拨款，超出部分，基金会当年内不再拨款。医院和医生每月向基金会报告一次经费执行情况。部分私立医院不愿与国家医疗卫生基金会签订协议，他们认为基金会拨款太少。因此，参保人只有到签订协议的医院看病才能报销，急诊除外。

参保人可以自行选择医疗单位、医生。一般情况下，患者都有固定的医疗单位和固定的医生，患者就诊都是找同样的医生，直到该医生说可以转院治疗。原则上，参保人只能到与基金会签订协议的医院就诊。如果转院，患者的医疗费用由原医院负责向就诊医院支付，基金会不再支付费用。入院接受治疗的患者（这些病人可接受直接治疗、护理、诊断或康复训练），有权获得免费的疾病治疗（患者只支付30%~50%的购药费）。医生开出的处方药品必须比同类药物便宜。而对于非协议医疗单位医生开出的处方，药品费用要由患者全部承担。

在发生急诊、疾病导致其不能活动或需要进一步持续治疗时，参保人员有权往返免费使用卫生医疗专属的运输工具（包括飞机），从而能在最近的医疗单位接受诊治。除此以外，卫生医疗专属运输工具的使用是要收取部分或全部费用的。卫生部颁布了使用卫生运输工具的标准和规则。

卫生部长有权力决定国内患者是否需要到国外进行诊断和治疗。对患者在国外所花费的医疗费用通过提前公开预算的方式进行支付。

（五）全国医疗费用构成

2005年全国医疗费用占GDP的6.1%，近几年此比例逐年下降。2004年全国医疗费用中，国家医疗卫生基金占87.3%；国家预算占7.1%，这部分资金由卫生部管理，主要用于重大职业病、癌症治疗和部分器官移植等，国家预算在逐年减少；各级政府投入占2.2%，主要用于辖区内的医疗单位的投资；其他占5.4%。另外，内务部、国防部也掌握部分国家预算，用于军队、消防、特种职业等。

2004年，国家医疗卫生基金会支出基金约320亿兹罗提（约合10亿美元），不包括私人自费购药及到私立医院就诊费用。

二、几点体会

通过对波兰医疗保险制度的考察，给我们的启示是多方面的，主要有以下几方面：

(一) 在坚持社会保障水平应与国家经济发展水平相适应的基础上，扩大医疗保险覆盖范围应是发展趋势

波兰政府提出了人人健康和公民一律平等享受国家公共卫生医疗服务的目标，并认为向公民提供医疗服务和筹措资金支持是政府的责任，社会保障（特别是医疗保险）制度要覆盖全体公民。尽管我国人口众多、经济落后，医疗保险制度难以在短时间内覆盖全体公民。从长远看，我们在制度设计上要充分考虑全体公民，做好不同人群、不同办法逐步统一的准备，努力实现人人平等享受医疗保险服务。

(二) 推进社会保险社会化管理服务体系建设，需要不断提高医疗保险管理水平

在管理手段上，波兰面对全体公民，服务细致、周到、详尽，能够掌握每一个人的基本情况，随时随地可以查询，包括服务于他们的家庭医生。优质服务需要有相适应的管理理念、管理标准、管理手段和管理技术。在这方面，我们是有不小差距的，还有许多工作要做，需要不断改进与完善。

(三) 社会保险持续、协调发展，需要法制化

波兰在医疗保险计划执行前，都要通过国会发布一系列的法律文件，在实施过程中，又要对许多工作通过法律的形式进行规范，内容很具体，分类很详细。波兰在卫生服务方面，有牙科医生诊疗规范、护理人员行为规章、疗养院管理等。在市场经济体制下，经济成分复杂多样，利益群体错综复杂，需要通过法律法规加以规范，保证各项社会保障制度顺利实施。目前，我国立法滞后，尚无统一的、具有普遍约束力的社会保险法，政出多门，以行政管理取代依法管理，无法发挥法律规范的强制功能。

（四）发展社区卫生服务，能有效降低医疗保险费用，方便参保人员就医

在波兰，参保人员都有为自己服务的家庭医生，可以足不出户。在社区还设有卫生所、基础医疗服务机构，并配有一定数量的全科医生，一般性疾病能够就近治疗，对这样的医疗服务，国家还有治疗费用、药品价格等优惠政策。我国还不具备全面建立家庭医生制度的条件，但近期，可以充分依托街道、社区劳动保障平台，将医疗保险服务向街道、社区劳动保障服务站延伸，由于街道、社区的特殊性，它能起到预防、保健、康复、治疗和健康教育等作用，医疗保险管理服务要从单一的经办机构提供向以经办机构为主、社区管理服务和群众性自我管理服务为辅发展。

（中国社会保险学会医疗保险分会考察团　赵宏执笔）

德国　匈牙利

(2005年9月16日)

一、德国医疗保险制度的基本情况

德国是世界上第一个以立法实施社会保障制度的国家。目前，该国医疗保险由法定医疗保险和私人医疗保险两大运行系统组成。绝大部分德国人都有义务上保险，其中小部分人可以在私人或法定保险中进行选择。这主要是根据其工作性质和收入多少来决定：公职人员及自由职业者（包括私营业主），以及收入超过一定水平的雇员（2004年税前月收入超过3 862.5欧元）可以在法定医疗保险和私人医疗保险之间进行选择，也可以同时参加两种保险。从目前来看，88%的人口（7 200万）参加了法定医疗保险，其中有11%的人是在两种保险中自由选择了法定医疗保险；另外，还有9%的人参加了私人医疗保险。

（一）法定医疗保险

法定医疗保险保费由雇主和雇员共同负担，所有保险机构的平均缴纳数额大约为收入的14%，原则上劳资双方各负担一半，但近几年比例有所改变，实际上雇主承担的费用少于雇员。缴费基数设封顶线和保底线，2001年封顶线为3 350欧元，2004年调整为3 525欧元；保底线在2001年为325欧元，2004年调整为640欧元。对符合条件并参加了法定医疗保险的雇员,其家庭成员(包括无业的配偶、未成年子女)可以一起享受医疗保险的各种待遇。

在德国,医疗保险管理职权从两个角度划分:执行者及分级管理。从执行者角度来说,德国的医疗保险由政府部门和自治管理机构共同管理。国家政府部门为各级卫生和医疗保险部门,负责制定筹资及提供医疗服务的法律法规,并对医疗保险管理进行国家监督;自治管理机构为各级联邦共同委员会、法定保险机构协会、医院协会、保险认证医师协会,负责具体实施各项法律规定,制定和完善医疗服务项目目录,负责保险服务价格、数量和质量的协商、监管。立法者通常给予自治管理机构在法规实施方面较广阔的自行安排组织的空间,由卫生及医疗保险部门对其进行监督。从分级管理角度上说,联邦、州及区的政府部门和自治管理机构责任、权利也各不相同,国家级部门、机构制定政策和目录;各州也参与决策,并统一执行政策和主要管理制度(如医疗服务项目目录)。

在医疗保险管理中有很多技术性问题需要处理,如药品性能和价格比较、支付标准确定、诊疗规范审核及医疗纠纷处理等。为此,德国卫生与健康保险部设立了一个专门的研究机构,从事药品经济学、卫生经济学等方面的研究,为处理技术性问题提供学术依据。

保险机构的竞争异常激烈,其数量由于合并而减少。1989年德国有超过1.2万家法定医疗保险机构,到2004年只剩下250余家,而且还在不断减少,预计到2015年将剩下不到50家。参加法定保险的人可在各保险机构间进行自由选择。

各保险机构间的竞争主要体现在四个层面:价格(保险费)、质量(医疗服务)、保险程度(范围)和服务(热线、分支机构、便捷程度等)。然而保险机构与医院不单独签订协议,而是与医院协会和保险认证医师协会签订协议，因此在医疗服务质量上差别不大；医疗服务项目目录涵盖范围很广，因此在保险程度（范围）上差别也不大。主要是在价格和服务上竞争。保险费根据个人收入进行计算——每个保险机构都有自己的缴费比例。

德国是世界上唯一一个把门诊和住院严格分开的国家。门诊基本在医生自己开设的诊所。医院则有国家、公共福利和私人性质的。在德国无论是门诊还是住院部门都有专科医生及专家，被称之为双重专科结构。既有自己开诊所的心脏专科医生，也有在医院心脏科工作的心脏科专家，通常在医院工作的心脏科专家是被聘用的。目前，德国卫生体制也正在进行改革，允许开诊所的医生去医院服务，医院的医生出门诊。医生必须在成为医疗保险认可医师协会的成员后，才能够救治医保患者并得到基金支付。

德国法定医疗保险基金征缴、支付：法定医疗保险保费由雇主和雇员共同负担，原则上劳资双方各负担一半，但为了减轻企业负担，有益于投资环境，增强企业国际竞争力，近几年负担比例有所改变，雇主平均约为6.6%，雇员为7.4%。

医保按照总额控制来支付门诊费用：一个地区所有的门诊医生有一个总额预算，但对每个诊所或医生不作具体限制。住院费用按照定额办法支付，每个医院根据住院病例数有单独的预算。

最初患者在看病过程中，只要在医疗服务项目目录范围内，就不需要掏一分钱。但近年来政策作了调整，开始尝试费用共担机制。患者每开一种药品，将会承担不同程度的费用，根据药品的单价和数量，每种药品个人负担在0～10欧元。

2004年医疗保险支出达到1 311亿欧元，其中住院支出占最大比例，达到36.3%（参见图1）。同世界其他发达国家一样，德国医疗保险同样面临着严峻的挑战，由于德国医疗保险支付范围广，保

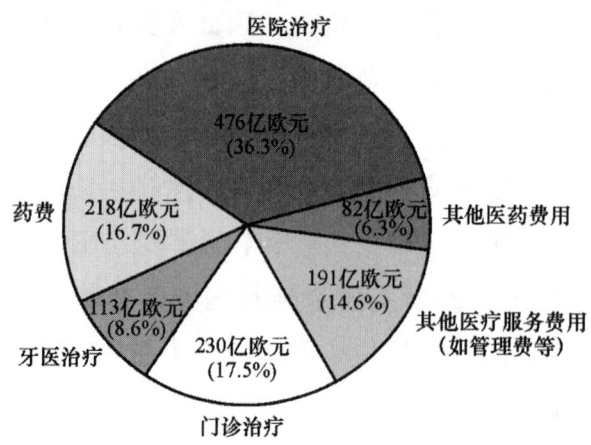

图1 2004年德国医疗保险费用构成

障范围大,导致医疗保险费用支出缺乏控制。同时,高科技医疗技术和新药品不断诞生和广泛使用,人口负增长和人口老龄化等,已使各大医疗保险机构每年收取医疗保险费的增长速度明显低于医疗保险支出的增长速度。1993年以前,医院所有支出都由疾病保险机构负担,1993年以后,保险费收入增长低于支出增长,限制了医院费用报销的情况,医院也开始出现赤字。

为此,卫生和医疗保险部门会同相关自治管理机构制定了一系列管理办法来扩展筹资渠道、紧缩基金支出。

(1)退休人员缴费。德国是老龄化问题严重的国家,老龄人口的医疗费用也占了全部医疗费用的大部分,因此德国实行退休人员缴费制度。缴费比例为14%,基数为其养老保险金。费用的一半由老年人负担,另外一半直接从养老保险金中扣除。原来享受医疗保险待遇的无业家庭成员,达到退休年龄后也必须要缴费才能够继续享受医疗保险。

(2)加强对雇员收入的稽核力度。不仅将工资收入计入缴费基数,其他非工资性收入也同时一并计入。

(3) 适度提高筹资比例。根据医疗保险支出情况,适度调整筹资比例,最高时达到 15.8%,2003 年后逐步回落,目前稳定在 14%。

(4) 结算方式逐步向 DRGs(疾病诊断相关分组)过渡,以更科学、合理的结算方式控制医疗费用。1996 年以前,保险机构与医院按照定额结算,确定每家医院的平均住院床日费用;1996—2006 年属于过渡阶段,75% 的疾病患者采取定额结算,25% 的疾病按病种付费,并辅以特殊补贴(急诊或重症的附加费用)。预计到 2007—2008 年将全面实施 DRGs 系统按病种付费。尽管病例数量增加,通过合理化改革还是实现了床位减少和住院治疗时间缩短的目标。与 1990 年相比,病例数增加了 27 亿(18.5%),但平均住院天数缩短了 5.8 天(39.5%),床位数减少了 14.4 万张(21%)。

(5) 缩短专利药品的专利保护期。把原来的 15 年专利保护期缩短为 10 年,大大降低了药品费用支出。仅一种药品"利比多",其节省的费用就高达近 5 000 万欧元。

经过以上措施的实施,2002 年以后,德国的医疗保险赤字情况才得以扭转。

(二)德国的私人医疗保险

德国私人医疗保险作为法定医疗保险的有力补充,发挥着重要的作用,保障了公职人员、私营业主和高收入人群的医疗需求。与法定医疗保险人人相同的缴费比例不同,私人医疗保险需要审核确认参保个人的疾病风险,从而确定缴费数额。而且权利与义务对等,缴一人,保一人。

私人医疗保险公司与法定医疗保险机构一样,通过医院协会与各家医院签订协议。但他们不能直接介入医生的诊断过程,为了防止医生的过度医疗行为,保险公司行业协会成立了监管委员会,对签订协议医院的医疗行为进行监管、抽查,并对医生进行信用评估。

由于私人医疗保险公司风险很大,为了能够在保险公司之间形成一套互济制度,保险公司共同成立了一个行业风险评估组织——RSA,每年每个私人保险公司上交全年保费的13.8%给RSA作为保险公司的风险调剂金。如果哪家私人保险公司出现风险,RSA将会动用这笔风险调剂金来支援该公司。

二、匈牙利医疗保险基本情况

匈牙利在1990年以前实施基本国家医疗补贴,此后开始进行医疗保险制度改革,至今已经运行17年。

匈牙利实行法定医疗保险,通过法律规定公民要参加医疗保险。1990年起建立社会保险基金。1992年,社会保险基金明确分为两部分,即养老保险基金和医疗保险基金。医疗保险费用作为一个特殊税种,约占工资的11%左右,由税务部门进行征收,然后划拨至医疗保险管理部门。无业人员的医疗费用,由政府预算另行列支。

参保人主要分三类:正常缴纳保险税的居民;除保险税外,还要购买商业保险的高收入人群;不缴纳保险税,由国家补贴的困难人群。

目前,匈牙利医疗服务主要有三个层次:第一层次,全科医师与家庭医生;第二层次,综合性门诊和专科门诊;第三层次,住院医疗。每个医生都在卫生部和医师协会备案。家庭医生作为"守门人"的角色,发挥了重要作用。由家庭医生来决定患者是否应去门诊或住院。医院有国家、地区、教会和私人性质,医疗保险根据医院的治疗水平,与医院签订协议。

医疗保险对这三个层次的医疗服务，有着不同的支付手段。对于家庭医生，按照其负责的居民数量支付费用；门诊根据接诊量按病种付费；住院按病种付费，不同疾病有不同的难度系数，类似于点分制付费法。

匈牙利医疗保险基金征缴、支付情况：医疗保险筹资比例为15%，单位承担11%，个人承担4%，自由职业者参加医疗保险要个人全部负担15%的保费。目前，全匈牙利约有1 000万人，基本都享受医疗保险待遇，但只有390万人缴费。18岁以下儿童、18岁以上大学生以及退休人员可以免费享受医保待遇。无业家属由亲属代替缴费。参保患者发生在医疗保险服务项目范围之内的就医行为不需要承担费用，但按照当地习俗，需要给医务人员小费。除了正常的医疗服务报销外，医疗保险基金还承担以下费用：14岁以下儿童生病，父母有权利留一位在家照顾，期间工资由基金支付；妇女分娩前后半年由保险补贴个人收入的70%；妇女生育时如果已参保超过6个月，等孩子两岁时可得到保险支付每月不超过8.3万福林（约合830美元）的儿童养育补贴；参保人病退又未达到62岁退休年龄，其参保费用由医疗保险承担；超过62岁后费用由养老保险部门负担。

由于缴费人少，享受人多，每年支出已达到150亿福林（约合1.5亿美元），单纯地依靠参保人缴费已经无法满足支出的需求。因此，匈牙利采取了一些措施来开源节流。

中央预算对医疗保险进行补贴，每年约40亿福林，占到医疗保险支出的25%以上；制药企业的某一药品销售额和销售量达到一定程度后，要返还一部分收入给医疗保险基金。

三、建议

医疗费用的控制是一项复杂的系统工程，不仅取决于保险方、供方、需方内部及相互之间的协调，还需要来自政府的宏观调控机制。

国内在试点和借鉴国外经验的基础上，于1998年开始在全国范围内建立城镇职工基本医疗保险制度，将我国的医疗保险制度纳入国家宏观的社会主义市场经济运行机制之中，并且制定具体政策付诸实践。但就我国国情而言，尤其在目前医疗服务市场由供方垄断、人口老龄化、经济水平差距明显等现实情况下，上述模式能在多大程度上控制医疗费用的不合理增长需要进一步研究。每年我国医疗保险基金支出的增长速度都高于收入的增长速度。这是否是规律？如果是，那么目前的筹资方式将不能使医疗保险做到收支平衡，必须要参考和借鉴国外的做法。

德国作为世界上发达的市场经济国家，有着较为完备的医疗保险体系，匈牙利医疗保险制度改革进程与我国较为接近，取得的经验和教训也有较大的参考价值。这些无疑会对我们进一步推动医疗保险事业发展、完善医疗保险体制有着重要的借鉴意义。

1. 依法管理

两国均通过立法来确立主体医疗保险制度，因此在基金征缴、费用支付等方面有法律作为保障，有法可依，扩面、征缴力度也较大，能够真正做到应保尽保，应收尽收。

2. 退休人员缴费

退休人员的人均医疗费用远远高于在职人员，且随着社会经济发展，生活水平提高，退休人员占全部人口比例越来越大，实行退休人员缴费大大缓解了基金的压力。

3. 国家财政补贴

匈牙利的国家财政对没有能力参加保险的困难群体承担责任，同时对医疗保险费用支出给予补贴。既体现了政府责任，又保证了医疗保险基金持续稳定运转。

4. 紧缩费用支出

如缩短专利药品保护期、逐步采取更科学合理的 DRGs 结算办法等，取得了较好的效果。

5. 专设机构从事卫生经济、药品经济的理论和技术研究

通过专门的研究机构评估药品性能、价格，研究征缴和支付等问题，为政府决策部门提供强有力的理论和技术支持。

6. 充分发挥社区医生"守门人"的作用

充分利用卫生资源，兼顾社区和各级医院，有效分流病人，减少患者盲目就医和住院，同时加强了疾病预防，有效控制了费用。

7. 鼓励竞争

德国对医疗保险管理实行统一制度，分散管理，鼓励竞争。无论是法定医疗保险还是私人医疗保险，均由投保人自由选择，促使每个医疗保险机构搞好服务，提高效率，降低成本，促进医疗保险制度良性循环。

（中国社会保险学会医疗保险分会考察团　郝春鹏执笔）

俄罗斯 捷克

(2006年7月5日)

一、俄罗斯医疗保险基本情况

现行俄罗斯医疗保障制度以法定医疗保险为主,私人医疗保险为辅。其主要法律依据是1991年6月颁布的《俄罗斯联邦公民医疗保险法》和1996年国家杜马通过的居民强制性医疗保险法。

(一)改革情况

1. 基本原则

强制和自愿医疗保险缴费成为医疗保险的主要资金来源;职工的强制医疗保险缴费由企业承担,而非就业人员和预算范围内从业人员的强制医疗保险费由预算拨款支付;在强制医疗保险范围内规定免费医疗服务的数量和条件,各地依据政府批准的强制医疗保险基本纲要和当地权力机关通过的地方性纲要具体执行;医疗保险业务经办由非国有的保险公司承担;除了强制医疗保险之外,可以通过企业额外缴费和公民个人缴费实行自愿医疗保险。

2. 设立基金

根据《俄罗斯联邦公民医疗保险法》,设立强制医疗保险基金,其目的是保证俄罗斯公民享有同等的医疗和药品帮助的条件,保障公民享受免费医疗帮助。基金分为两类:一是联邦强制医疗保险基金，其主要作用是以对地区基金拨付补助的形式，对俄罗斯各地区强制医疗保险纲要拨款的条件进行平衡。在近几年联邦基金的支出中，85％左右都是用于对地区基金的补助。二是地区强制医疗保险基金，其主要作用是从财力上保证各地区医疗保险制度的正常运转。

3. 基金来源

企业、组织等投保单位缴纳的强制性医疗保险费，费率为本单位工资总额的 3.6％，其中 0.2％上缴联邦基金，3.4％上缴地方基金；被保险者本人缴纳工资总额的 1.8％；国家预算拨款主要用于为儿童、没有缴费能力的成年公民、退休金领取者和财政预算范围内的就业人员缴纳医疗保险费；从事个体劳动和私人经济活动的公民缴纳的强制医疗保险费。

4. 缴纳办法

以雇员身份出现的各类缴款人，每月缴纳一次，即在发放工资时缴纳；各类从事经营活动的公民，根据缴纳个人所得税的期限，并按计算个人所得税的收入基数缴纳；农户、农场、北方少数民族的家族公社，每年缴纳一次；按合同雇用其他公民的自然人，每月 5 日前缴纳上个月的缴款；政权执行机关在每月的 25 日之前，按不少于有关预算中规定用于该项目的季度资金总额的 1/3，拨付用于无工作居民的强制医疗保险的缴款；残疾人、退休者创建的企业和组织或残疾人、退休者人数超过 50％的企业和组织可免缴强制医疗保险金。

5. 管理体制

（1）国家医疗保健管理机关。俄罗斯从改革开始就保留了医疗保健管理机关。虽然法律没有明确规定，但有关资料显示，国家医疗保健管理机关的职能是：履行监督职能，负责制定和实施诸多有针对性的政府纲要。

（2）医疗保险公司。履行承保人的职能，是不受医疗保健管理机关和医疗机构支配的独立经营主体。与作为投保人的企业和国家管理机关签订医疗保险合同，有权选择能为被保险人提供医疗保健服务的医疗机构，并向医疗机构支付医疗费用。可以代表受保人利益对医疗机构所提供的医疗服务质量进行检查和监督。

（3）强制医疗保险基金会。俄政府原计划在1992—1993年间完成向医疗保险制度的过渡。由于在地方受阻和医疗保险公司发展缓慢且不平衡，被拖延下来。为了推动强制医疗保险制度的建立，1993年4月通过了《关于建立联邦和地方强制医疗保险基金会的规定》，强制医疗保险基金会和其分支机构被授权不仅可以同医疗保险公司签订医疗保险合同，而且自己也可以履行承保人的职能，并且在其业务活动中免征收入税，而保险公司却没有这一优惠。基金会主要职能是负责强制医疗保险基金的筹集、分配和使用，并监督和管理医疗保险公司和医疗机构业务活动。

6. 医疗待遇

俄罗斯在总体上继承了前苏联的免费医疗保健政策，其医疗保险服务范围涵盖了针对绝大多数常见病的基本药品、诊疗和住院费用。每个参保人在本地区公立医疗机构持医疗保险卡看病时，除个人自付部分药费外，其他医疗费由医疗机构和保险公司结算。此外，政府还鼓励高收入阶层加入自愿性的补充医疗保险，享受强制医疗保险之外更好的药品和诊疗服务，价格随行就市。

（二）实施情况及存在的主要问题

新的全民医疗保险制度的实施，在一定程度上缓解了转轨过程中出现的严重社会问题，特别是使老年人、残疾人、失业人员等社会低收入群体有了基本医疗保障。但是，在实施过程中也存在很多矛盾，与预期目标相比，仍有较大差距。

一是资金不足，其预算中有近15亿美元的缺口。一方面，雇主们总是想方设法地少缴保险费，通过"红包"来发工资，降低缴费基数；地方财政往往因为没钱不缴或少缴医疗保险费。据俄联邦统计委员会资料显示，国家预算为非就业居民缴纳的强制医疗保险费只占企业缴费的31%，而其人口数量却是就业人口的108%。另一方面，由于管理机制和诸多流程上存在缺陷，无论承保人、医疗机构，还是医生都没有更有效率地利用资金的动力，浪费现象、基金被挪用问题时有发生。

二是多头管理，缺乏整体性和规范性。如在国家医疗保健管理机关和强制医疗保险基金会之间，没有明确划分职能和授权，在医疗保险基金会和保险公司之间以及联邦基金会和地方基金会之间的关系也没有理顺，各自为政、互相扯皮的现象屡见不鲜，一定程度上影响了医疗保障事业的健康发展。

三是改革效果不明显，医疗服务质量和普及程度没有改善。医院看病仍需排队。医院的诊断设备和医疗设备不足。医疗保险系统向病人提供的免费药品逐年减少。如果病人需要做大手术，或进行昂贵的长期治疗，就不能指望强制医疗保险了。

二、捷克医疗保险制度基本情况

（一）基本情况

捷克共和国于1993年1月1日独立（原与斯洛伐克联合），现有人口1 020万，90%以上为捷克族，官方语言为捷克语，主要宗教为天主教。全国现有13个州、76个县，首都布拉格，平均工资为19 000克朗（约826美元）/月，最低工资为8 000克朗（约348美元）/月。

1991年以前，捷克实行的是福利模式的全民医疗保健制度。由于这种体制耗费大量资金，在转型后建立的市场经济体制下难以继续维持。在世界银行等国际机构的参与下，开始构建新的医疗保障体系。

1991年捷克通过医疗保险法，从1993年1月1日起，正式实行全民医疗保险制度。将原由国家全额拨付医疗经费改为由个人、单位和国家三方面共同承担。全民医疗保险分为强制保险和自愿保险两种。在捷克拥有永久居留权的都必须参加强制性医疗保险，筹资比例为工资收入的13.5％。其中，雇主缴费为9％，雇员为4.5％。自雇人员按全年毛收入50％的13.5％缴纳医疗保险费。领取养老金者、残疾人、未成年子女、大中小学生、军人、失业者等，由国家支付医疗保险金。

与此同时，为了保障参保人员的权益，从2004年起每个公民每年需缴纳2 000克朗（约87美元）作为医疗福利基金，在生病时可以享受有关药品费、处方费、门诊费及住院费用等各项医疗开支的政府补贴。18岁以下的未成年人和社会救济人员可以申请减免。

（二）医疗保险的经办

捷克现有9家医疗保险公司具体经办医疗保险业务，其中最大的全民医疗保险公司的参保人数占总人数的60％。各经办机构从医疗保险基金中提取3.5％作为管理经费。医疗保险经办的强制性医疗保险基金由国家统一征缴后，按照参保人员的年龄结构等因素分配到9家医疗保险公司。2004年加入欧盟后，捷克成立了国外医疗保险中心，按照欧盟有关法律，代表9家医疗保险公司负责其参保人在欧盟其他国家发生的医疗费用赔付，同时开展相关业务咨询。

（三）医疗服务提供和费用支付

捷克目前共有266家医疗机构，7 000名全科医生，1.4万名专科医生和6 300名牙医。就医模式实行家庭医生制度,居民可自由选择家庭医生,并形成了由专科医院、社区医院和私人诊所组成的医疗服务网络。

由于捷克医疗保险的费用结算基本上实行按项目付费的方式,除药品费用外,诊疗费用结算采用点数法。每年由医疗保险公司与专科医院、社区医院和私人诊所签订协议,按有关规定支付医疗费用。医疗费用的支付标准由政府、保险公司、医疗机构、参保人员等各方代表协商确定。药品价格由各方代表谈判确定,各类药品必须有一种属于完全免费,使用其他的药品要加收一定比例的费用。

由于捷克的医疗保险政策也比较宽松,就医便利,个人负担较轻。参保人员就医除药品、牙科、特殊手术等个人需自付一定费用外,其他费用基本上由医疗保险支付。因此,由于缺乏有效的监管,医疗资源的滥用现象比较严重。国民年人均就诊次数15次,有的地区高达20次,是欧盟国家平均次数的一倍。医保基金每年支出50亿美元,其中药品费用占1/4,据估计其中约有2.5亿美元的药品费用支出为非必要开支。

为了解决这些问题,捷克政府采取了一系列措施,如提高个人门诊医药费负担比例,OTC药品及牙科费用等不予支付等措施;控制医疗机构的总量及床位总数,减少公立医院的医务人员数量,以降低服务成本;降低政府对医疗机构的补贴,逐步取消给保险公司、医疗机构资助等。近年来,捷克在医疗保险管理上引进了DRGs对医疗机构的效率进行评估,在一定程度上提高了医疗资源的利用效率,减少了不必要的费用开支。

三、两国医疗保险制度对我们的启示

俄罗斯、捷克的医疗保障制度改革有着相同的背景和相似的政策措施，都在艰难地履行着全民医疗保健的历史承诺。研究和借鉴这些转轨国家的经验教训，有助于我们在下一步的完善城镇医疗保障制度中少走弯路。

（一）低水平起步，逐步建立健全与我国生产力发展水平相适应的医疗保障制度

社会保险的福利刚性特点告诫我们，医疗保险待遇水平一旦上去了，很难再降下来，俄罗斯、捷克的历史经验再一次说明了这一点。由于改革前两国已经实行了免费医疗制度，改革后，虽然在筹资机制、管理体制等方面作了重大变革，但在医疗待遇上仍然延续着近乎免费的政策。这种较高的福利待遇允诺，使得人们节约意识淡薄，依赖思想严重，浪费现象普遍，医疗资源利用率降低，加重了两国政府经济负担。2006年，俄罗斯联邦预算卫生经费高达1 310亿卢布，比2005年增长了83%。捷克医疗保险基金连年超支，不足部分由中央政府和地方政府给予补贴，国家对医疗保险的投入年均增长6%。我国是发展中国家，生产力水平不高，地区间社会、经济发展差异较大，基本医疗保障水平一定要坚持适度原则，与国家、单位、个人等方面的承受能力相适应，不可能太理想化。但同时，应确实体现基本保障的原则，提高医疗服务的可及性。俄罗斯、捷克对医疗保险最基本药品和基本诊疗、手术等实行免费，使得穷人生病也能看得起、治得了，值得我们借鉴。有条件的人，在基本保障之外，可以通过个人自付一定费用或参加补充性医疗保险得到更多更好的医疗服务。目前，在我国要从实际出发，着力推进符合中国国情的、有中国特色的基本医疗保险制度建设，重点解决群众最关心、最迫切、最现实的看病难、看病贵问题，在此基础上，逐步形成以基本医疗保险制度为核心、以其他保障方式为补充的多层次的医疗保障体系。

(二)以渐进方式,加快实现医疗保障制度全覆盖

医疗保障是每个公民的基本权益。从根本上说,国家强制性医疗保险应惠及所有社会成员,虽然实施起来需要一个过程,但时间不能太长。俄罗斯、捷克先后于1991年通过强制性医疗保险法,并在随后的几年内就实行了全民医疗保险。只要是本国公民,必须参加医疗保险,即使是外国公民,只要在当地工作或学习、按规定缴纳医疗保险费后,都能享受到一样的医疗保险待遇。东欧剧变后,在经济、社会转型期,在最艰难的时候,两国之所以能够保持社会的相对稳定,全民医疗保险不能不说是发挥了重要作用。我国医疗保险制度改革也是从20世纪90年代初开始的,适应国有企业改革的需要,医疗保险制度改革首先从城镇职工公费、劳保医疗起步,经过十多年的努力,基本医疗保险覆盖面不断扩大,制度适用范围从国有单位扩大到了非公经济组织,从正规就业人员扩大到了灵活就业人员,从城镇从业人员扩大到了农民工,较好地保障了参保人员的基本医疗需要,促进了经济发展和社会稳定。但从总体来说,覆盖面还比较窄,在制度覆盖范围内还有不少困难企业职工及退休人员因为缺乏缴费能力难以参加医疗保险;在制度覆盖范围外,还有相当多的城镇非就业人口没有制度安排。医疗保障制度改革任重而道远。下一步,我们要坚定医疗保障制度改革的方向不动摇,抓紧研究完善城镇医疗保障制度,积极探索符合民意、适合社会各类人群的医疗保障方式,争取早日实现人人享有基本医疗保障的目标。

(三)明确政府责任,抓紧建立和完善医疗保障财政支持机制

建立和实施医疗保障制度,促进人民身体健康是绝大多数国家的社会经济目标之一,虽然扮演的角色不同,发挥的作用不同,但各级政府都在不同程度地承担着相应的责任。俄罗斯、捷克两国政

府在全民医疗保险制度建设中发挥了非常重要的作用。特别是对老年人、残疾人、失业人员、学生、儿童等，通过财政预算拨款，由政府帮助其缴费参保，保障了这些人员医疗保障权益的落实，促进了社会安定。目前，在我国医疗保险制度建设中，也非常需要建立积极的财政支持机制。特别是对国有困难企业职工及退休人员，政府应当承担历史责任，帮助解决参保资金，将这部分人员纳入医疗保险统一管理；对社会低保人员、老年人、学生儿童等缺乏缴费能力的人群，国家应当建立财政支持机制，积极引导或帮助其参保，使他们也能分享社会发展成果，促进身心健康，保证社会的和谐稳定发展。

（四）加快立法，促进医疗保障事业健康发展

俄罗斯、捷克的医疗保险制度改革都是立法先行，有力地保障了全民医疗保险制度的强制实施。我国自1998年发布《国务院关于建立城镇职工基本医疗保险制度的决定》至今已经8个年头了，在制度安排上，有些规定已经不适应新的形势发展需要；在工作推动中，也缺乏法律的权威性和强制性，一定程度上影响了医疗保险制度改革的顺利进行。随着改革的不断深入，需要加快立法进程，对经过实践证明符合我国国情以及与社会经济发展相适应的医疗保险制度基本框架、基本原则和主要政策，应当以法律的形式固定下来，明确各方的权利与义务，建立有效的医疗保险监督与协调机制，通过相关法律体系的支撑，确保医疗保险制度的强制实行，依法维护广大人民群众的基本医疗保障权益。

（中国社会保险学会医疗保险分会考察团　曹霞执笔）

法　　国

（2007年6月18日）

一、法国医疗保险制度基本情况

（一）制度安排

法国医疗保险制度覆盖全民，世界卫生组织曾将法国的医疗保险制度列入"最佳制度"的行列。其最大特点是多样化和全民享有医疗保障，法国公民不分贫富、城乡、在职或失业，均可享有基本的、平等的医疗权利。《公共卫生法》和《社会保险法》是法国医疗保险的两个基本法。法国的医疗保险制度主要包括：强制性社会医疗保险制度、低收入人群医疗保险制度和互助医疗保险。

1. 强制性社会医疗保险。每年工作达到一定时限的雇员及其家属和高校学生，都要参加强制性的医疗保险。政府强制征收雇员工资总额的19.6%作为医疗保险费，医疗保险费由雇主和雇员按比例分摊，雇员按本人工资的6.8%缴纳，其余部分由雇主缴纳。强制性医疗保险设置了不同的报销比例：一般医疗费用报销70%、患者负担30%；化验报销60%；住院报销80%；药品报销分65%、35%、0三档。生育、工伤治疗、残疾儿童、不育症治疗、糖尿病、癌症等31种特殊疾病，以及住院30天以后的费用等，医疗费用可100%报销。

2. 低收入人群医疗保险。该保险主要针对纯收入低于562欧元/月的人群，这些人员个人不需要缴费，看病时享受免费服务（包括药品）。这一制度于2000年实施，目前覆盖占人口1/10的低收入人员。

3. 互助医疗保险。互助医疗保险是强制性社会医疗保险的一种补充，主要用于支付参加强制性社会医疗保险后需要自己承担的费用。比如，专业医生门诊挂号费，社会保险只负责报销初次挂号费26欧元和复诊挂号费23欧元基准费的70%，参加互助保险，则可全额支付。目前，包括失业人员在内的九成法国人都参加了互助医疗保险。

对于无收入的大学生，法国的医疗保险也十分健全。大学生入学后，凭注册证明就可在医疗保险中心获得一个保险账号，今后每年的保险账号不变，直至年满29岁。但即使过了29岁，还可以向保险机构申请延长。基本医疗保险费为每年165欧元。治疗普通感冒等小额医疗费用可以全额报销，费用较高的则按一定比例报销。如再缴纳140欧元的保险费，治疗肺炎、肿瘤等大病的药品、治疗、手术费用可以全额报销；如再缴纳76欧元的保险费，眼科疾病治疗和配眼镜的费用可以全额报销；再缴纳76欧元，牙医的费用可以全额报销。

（二）医疗保险经办管理

强制性社会医疗保险由国家监管下相对独立的机构经办，机构管理采取董事会形式，一般董事会成员由雇主、雇员、互助机构、专家等方面代表按一定比例组成。国家对保险机构实施"监管人"作用。如研究制定医保有关政策，任命保险机构负责人，规定保险机构目标性开支预算等。1997年后，法国政府为加强"监管人"作用，专门成立监事理事会并由议会委派主席，进一步加强了国家的控制权。

(三) 医疗保险支付方式

法国医疗保险机构对医疗费用的支付采取的是报销制。即首先由患者支付给医生或医院，然后患者再到社会保险机构报销。病人可自由选择医生或医院就医，但只有在报销范围（包括医疗、护理、药品等）内的医疗费用才能予以报销，某些服务如温泉疗养等需要事先提出申请才能报销。

(四) 医疗服务提供和收费情况

法国有公立医院与私立医院，虽然在数量上法国的医院有60%是私立的，但只拥有30%的床位；而占40%的公立医院拥有70%的床位，因此，法国的医疗服务提供基本上以公立医院为主。

法国公立医院有地区大学医院、省级中心医院、地方医院、专科医院、急诊医院等五类。根据2000年颁布的一项法律，法国每家医院都必须设立一个管理委员会，对医院的管理进行监督与制约。公立医院管理委员会的主席由当地民选的市长担任，委员中有医院各部门代表、各工会代表及省市等行政机构代表和病人代表。

法国初级卫生保健是医疗保险提供的基础性服务，相当于社区医疗服务的模式。主要是由全科医生提供门诊治疗和康复，保健性治疗工作以及预防、宣传卫生知识等工作。初级卫生保健工作主要由经政府注册的私人医生负责，不设住院部，住院等治疗工作由医院完成。凡持有保险卡的参保人自由选择注册的私人医生和公立诊所就医，符合转诊条件的由初级卫生保健医生开具转院证明后，可自主选择医院，转至公立或私立医院均可。

法国医疗费用的标准，由全国医生行业协会代表在政府的参与下协商制定，然后在全国统一实行。法国对药品价格实行严厉的药品价格直接管制政策，对新药的定价以及上市药品价格的上涨均采取严格的管制。进入社会保险目录的药品价格由法国社会事务与社会保障部、卫生部组织健康产品经济委员会和制药工业联合会共同商定价格,并确定医疗保险报销比例。

(五)运行状况

法国医疗保险制度较好地保障了公民的医疗需求,且个人负担较低,平均仅为11%左右,"公平性"及"可负担性"位居世界前列,这也是世界卫生组织把法国的医疗保险制度列入"最佳制度"的重要原因。

但是,法国的医疗保险又被称为全球代价最为昂贵的医疗保险。随着人口老龄化,公民对健康的要求越来越高,医疗技术成本增加,法国实际发生的医疗费用连年激增,占国内生产总值的比例已从1960年的3.5%上升到如今的8.5%,远远高于企业和公民缴纳的医疗保险费,医疗保险基金连续多年赤字,若不采取措施,到2020年医疗费用支出占国内生产总值的比例将可能上升到12.6%。

(六)改革措施

早在20世纪90年代法国政府就已意识到社会医疗保险制度的弊端,也曾酝酿过一些改革举措。1997年初,法国政府经过精心准备出台了一项改革方案,其核心内容是将全年医疗保险预算分配到各地区医院,对医生行医、开药实行"配额制",不得突破。但是,方案一出台立即引起社会震动。医务工作者、药店经营者、药品研究和生产厂家,纷纷予以抨击,罢工、示威等抗议活动一浪高过一浪。医生认为,这一方案将使他们无法根据病人的病情需要进行诊治,使病情贻误。如果下半年预算吃紧,危重病人只能被拒之门外,见死不救,有失社会公正,也有违医德。在此起彼伏的风潮冲击下,改革最终搁浅。

拉法兰总理上任后,也把社会医疗保险改革列入了议事日程。

法国卫生部曾于 2003 年宣布过一系列紧急措施，力图减少 40 亿欧元的赤字，但阻力重重。有关每盒药物将有 50 欧分不予报销的计划措施，在总统府的压力下不了了之；有关住院费用的收费标准将从过去每天 10.67 欧元增至 13 欧元，由于涨价幅度超出了物价的上涨水平，引起了工会组织的强烈抗议。

为了填补社会医疗经费的黑洞，法国政府不得不采取拆东墙补西墙的做法，如以出售企业的国有控股股份、提高烟草税收等来弥补基金的亏空问题。

2005 年，法国卫生部宣布了医疗保险制度改革建议，号召政府各部门、社会各界和全体公民共同承担责任，消除法国医疗保险体制的多年积弊，减轻国家财政负担。具体措施主要包括：（1）把专利药品的专利年限从 15 年下调至 10 年，鼓励制药企业生产比专利药品便宜、具有同等疗效的药品，并鼓励医生和药剂师为病人开处方时主动以便宜药品替代昂贵药品。同时，政府将为科研机构开发研制"新药"增加投入。（2）成立一个由 12 名专家组成的最高委员会，负责审查各种药品的疗效并定期公布审核结果。（3）发放新版医疗保险卡并实现计算机化，卡内将存入法定持有者的个人信息，以提高诊断效率，减少不必要的支出。（4）加强监督，严格审查医生开具的病假单和病人从企业申请的病休补助。

通过一系列的改革，近年来法国医保基金的赤字有所减少，但医疗费用总支出的绝对数字仍在逐年增加。

二、启发与思考

法国虽然与中国国情不同，但医疗保险的一些成功经验和教训对完善我国的医疗保障制度有一定的启发：

（一）医疗保险制度设计要坚持基本保障的原则

法国医疗保险制度目前面临的风险是保障水平过高，医疗保险基金支付压力过大,而且由于保险的福利刚性原则,降低待遇的改革措施受到各方的抵触,难度很大。有鉴于此,我国在推进城镇基本医疗保险制度改革,特别是在建立城镇居民基本医疗保险制度时,必须坚持基本保障的原则,要坚持从低水平起步,重点保障参保人员的住院和门诊大病医疗需求;缴费水平要与财政、单位和个人承受能力相适应;保障项目要充分考虑基金的承受能力。在此基础上,建立和完善包括公务员医疗补助、大额医疗费用补助、企业补充医疗保险、商业医疗保险等多层次的医疗保障制度,满足不同人群多层次的医疗需求。

(二)公共财政要增加对医疗保障制度建设的投入

法国通过公共财政补助帮助低收入人群参加医疗保险,事实证明这种做法对维护社会公平、增加国民的整体福利作用很大。在我国推进职工医疗保险制度改革过程中,公共财政基本没有对制度建设进行投入,导致部分低收入人员如困难企业职工和关闭破产企业退休人员难以参加医疗保险,他们的基本医疗需求难以保障。因此,财政必须加大投入的力度,帮助解决关闭破产国有企业退休人员参保资金问题。同时,在下一步即将推开城镇居民基本医疗保险时,残疾人、低收入人员等无力参保的问题将会更突出,因此,国家财政必须承担更大的责任。

(三)加强对医疗服务的监督管理,控制医疗费用支出

一是要强化对医疗服务的协议管理,控制住院率,加强对医疗费用的审核,减少不必要的医疗费用支出;二是探索按病种付费、DRGs-pps 等能够促进医疗机构主动参与管理,降低医疗服务成本的结算方式;三是要加强医疗保险标准化管理的研究,完善出入院标准、诊疗规范等,并纳入协议管理的范围,组建由医学专家等组成的专家咨询组织,进一步规范医疗服务行为。

（四）加强医疗保险管理能力建设

一是要成立由相关部门、医疗机构代表、参保人代表等多方面共同组成的医疗保险监督管理委员会，共同参与医疗保险的管理；二是要加强医疗保险的谈判能力建设，通过协商定价等办法，参与医疗服务、药品价格的决定；三是要建立与经办业务量挂钩的人员配备机制和经费保障机制，保证医疗保险经办业务的顺利开展。

（中国社会保险学会医疗保险分会考察团　陈玮执笔）

加拿大　墨西哥

(2005年9月20日)

一、加拿大医疗保险的有关情况

(一) 加拿大的医疗保险制度

加拿大医疗保险制度始建于1962年，1971年全面实行。1984年，联邦政府通过国家立法，出台了《卫生保健法案》，规定了医疗保险的五项基本原则：一是统一性，即所有省和地区必须建立医疗保险制度，包括所有必需的医疗服务；二是广泛性，即覆盖全体国民；三是可及性，即人人平等，不论贫富、健康状况，所有国民都享受同等的服务项目和条件，无论是在政府办的医院，还是在私人诊所；四是方便性，即国民在国内任何省或地区看病，都同样被接纳并不用付费；五是公共管理，即政府统一管理，并向医疗机构支付费用，管理成本因单一支付而降低。

加拿大医疗保险运作模式为：国家立法，两级出资，省级管理。联邦政府负责制订《卫生保健法案》及医疗保险制度的立法，并发挥监督作用。各省的医疗保险资金主要来源于联邦政府拨款和省政府财政预算。近年来，联邦政府拨款占医疗卫生费用的比例逐渐降低，而各省政府财政预算比重逐渐升高。各省和地区政府在国家"五项基本原则"的指导下，独立组织、管理、运营省内医疗保险计划。

加拿大医疗保险制度主要筹资途径是联邦政府、省政府和投保者本人，但以联邦政府和省政府投入为主。加拿大医疗保险资金的主要来源是政府税收（收入所得税和商品销售税）。联邦政府的财政支持是卫生事业和医疗保险制度实施的有力保证。随着联邦政府投入比例的下降，各省筹集医疗保险服务资金的负担有所加重。加拿大大多数雇主为雇员购买补充医疗保险，作为雇员的一种福利。

加拿大医疗卫生开支约占各省所有计划项目开支的1/3。医疗卫生总开支的68%左右由各级政府承担，其余的来源于私营保险公司、雇主提供的医疗福利，或者直接由就医者支付。各省或地区实际上对医疗卫生开支拥有很大的管理权。随着省政府将计划与实施医疗保险服务的许多职权下放给地方主管部门，医院的年度开支还需与这些部门协商确定。在大多数情况下，有关扩充和增加医疗保险项目及设施的提议必须经过地方和省政府主管部门审批方可实施。购买昂贵的高科技医疗设备以及向地方政府发放这些设备等事宜，也需经过有关部门事先批准，以确保医疗设备能够得到充分利用。此外，各省政府还负责与该省的医疗协会进行谈判协商，根据医疗费和设备使用费的增长情况，在不超过各种高限额的前提下，确定对医生的补偿金。

（二）魁北克省医疗保险有关情况

魁北克省医疗保险总公司成立于1970年，药物保险公司成立于1997年，隶属于省医疗保险总公司。药物保险公司的职责包括：一是保障每位居民拥有基本药物保险；二是使大家公平地分担费用和享受待遇；三是探索用系统方法解决药品市场费用增长问题；四是提高药物治疗效果的最大化，更有效地使用药物。药物保险体制是由政府和私立两方面混合运行的体制。由政府负责的人群：一是没有工作收入和低收入群体（依最低生活保障线划分，标准为年收入低于 7 000 加元）；二是 65 岁以上的持有绿卡者；三是低于 65 岁，没有享受政府救济并且未买私人保险的人。而有工作收入的人，包括政府公务员在内，则都要购私人保险，私人保险公司往往可以提供更好的待遇，但缴费水平相对也比较高。

魁北克省共有 750 万人口，约有 320 万人参加政府负责的医疗保险计划，每年最高缴费额为每人 521 加元，生活困难者可以分文不缴。其余有工作的人加入私人保险计划。子女随父母加入相应的保险计划，加入政府公共医疗保险计划的低于 18 周岁的子女，则可免费享受医疗保险待遇。

在加拿大药品市场上，共有 2 万多种药品流通，能列入政府公共医疗保险计划报销目录的只有 5 000 多种。这个目录每年更新。药品要进入市场首先要由国家健康中心批准，而后由专门委员会根据 7 个主要工业化国家的平均价格水平定出该药品的参考价格，各省的卫生部门再依此与药品生产商确定最低价格。这样所有的药品价格政府都管理起来了，而且各省之间药价也相差不多。

在加拿大，所有的药店都与政府的医疗保险经办机构联网。居民凭医疗保险卡去药店买药，只付自己应付部分，结算过程只需几秒钟即可。如果忘记了自己的医保卡号，可以个人先付费然后再去药物保险公司报销。90％的私人保险公司也都采用这种结算方式。

（三）安大略省医疗服务和肾病治疗情况

安大略省目前有 154 家医院，床位 2.34 万张；2 300 多名医生，8 万多名护士（23 种专业岗位）。每个医院都要与政府签订合同。医院的资金 85％来源于政府，15％是停车、餐饮的收入。2005 年的医疗总费用为 145 亿加元。由于新药的不断应用，药品费用增长达 14％。面对的挑战一是人口老龄化，老年人占总人口的 13％，50％

的医疗费用于老年人；二是医师、护士缺乏，主要原因是医疗教育与需要不能同步。

安大略省肾功能患者的发病率为150人/百万人，每年增长约8%，以65岁以上的人群最多。原发病主要是糖尿病，死亡率为15%，前期治疗主要是透析，后期较好的办法是肾移植。器官源比较稳定，主要是亲属。加拿大有专门的机构负责搜集器官捐献者资料。

据安大略省医院血透/腹透中心专家介绍，该省慢性肾病患者有47%是由糖尿病发展而来。该透析中心配备有心血管专家，由肾科护士组织和管理透析项目并进行健康教育，让病人充分了解有关医学知识和诊疗计划。通过教育和采取必要的措施，尽量争取延迟进行血透、腹透。腹透病人一般先到医院培训，然后在家透析，同样由医师和护士提供良好服务。政府要求居家透析率达到25%。血透中心设计了数据库，详细记录病人的信息资料。

二、墨西哥医疗保险的有关情况

(一) 墨西哥的医疗保险制度

墨西哥医疗保险的制度安排覆盖到全体公民，一部分被社会保障体系覆盖，一部分被公共卫生计划覆盖。墨西哥有4个医疗保险机构，都提供相应的医疗服务。这4个机构中最主要的是墨西哥社会保险局（IMSS），主要覆盖私营部门和各州的政府公务员，以及少量自主参加者；国家公务员社会保障和福利局（ISSSTE）主要覆盖联邦政府公务员；公共卫生计划由卫生部负责，向没有被社会保障体系覆盖的人群提供服务；石油部门有自己单独的医疗保障体系。这4个体系各自拥有自己管理的医疗机构。国家社会保险局负责的医疗保障体系覆盖总人口近一半，其他人的医疗服务则由联邦政府、州和市政府的公共卫生计划负责。墨西哥政府每年用于医疗保障费用支出162亿美元，占GDP的2.6%，人均157美元。

墨西哥的医疗机构分三级：一级为普通医院，主要负责门诊治疗；二级医院为综合医院，可接受住院治疗；三级医院为专科医院，级别最高，医疗费用也最高。医院医生的工资是固定的，与为多少病人提供医疗服务没有直接联系。截至2000年，墨西哥共有医疗服务机构19 107个，其中包括医院997家和诊所18 110个。共有床位137 389张（其中注册床位77 144张和未注册床位60 245张）和医生140 629人。90%的医疗服务机构在城市。主要医疗部门如下：

（1）卫生部：有医疗服务机构10 493个，其中包括医院405家和诊所10 088个，床位31 252张和医生50 309人。

（2）社会保险局（IMSS）：有医疗服务机构5 393个，其中包括医院326家和诊所5 067个，床位30 306张和医生56 305人。

（3）国家公务员社会保障和福利局（ISSSTE）：有医疗服务机构1 232个，其中包括医院100家和诊所1 132个，床位6 746张和医生17 309人。

（4）石油公司（PEMEX）医疗系统：有医疗服务机构219个，其中包括医院23家和诊所196个，床位954张和医生2 355人。

墨西哥社会保险局（IMSS）和卫生部的医疗保障管理运行模式如下：

1. 社会保险局

墨西哥社保局系统共有40万工作人员（其中含4万征缴人员，12万医护人员，3 800名工会人员），都是公务员身份，主要管理医疗、养老、工伤保险。有关法律法规由卫生部制定，社保局负责具体经办。社保局局长由总统直接任命。社保局管理全国4 600万人的医疗保险，参保职工及其家属和退休人员都在保障范围之内，另有20万儿童，同时还为偏僻地区的1 200万人送医送药。社保局另外还负责为2 000万退休人员发放养老金。社保局支付社会保险资金的来源：一是联邦政府税收，二是雇主缴费，三是职工个人缴费。公务员保险的资金来自于政府和雇主，公务员个人不缴费。社保局每年收缴的养老、医疗、工伤保险基金共计120亿美元。

当前面临的问题主要有：一是老龄化问题严重。1943年社保局成立时人均寿命55岁，现在男为75岁，女为78岁。二是疾病谱变化。原来主要为传染病，现在主要是慢性病，患高血压、心脏病、糖尿病的人数不断增加，人均医疗费用上升较快。三是社会就业结构变化。因为实行男女地位平等的制度，绝大部分有劳动能力的女性参加了工作，需要参加医疗保险的人数相应增加。四是实际退休年龄提前。国家规定退休年龄为65岁。由于退休后养老金替代率最高可达130%，因而许多人提前退休。退休年龄实际平均为53岁，有的人48岁就退休了。五是覆盖范围越来越广，覆盖人数越来越多。7年前仅覆盖8万儿童，现在有20万儿童参加。

社保局管理的一级医院主要提供门诊治疗，全国每年有1 200万病人。社保局直接管的二级医院223家，三级医院40家。2000年选择了1 200个家庭医院，所管理的病人占85%。现在90%是电子处方病历。医院所用的仪器、药品全部由社保局统一采购，有1.7万个国内外厂家向社保局供货。

我们参观的由社保局管理的一家医院是拉美最大的三级医院，全国参加社保局系统负责的医疗保障的病人都可以前来就诊。这家医院有600个病床，另有300个不固定的床位，有6个急诊室，8个手术室，每月急诊9 000人、专诊2.5万人次，每月手术2 200～2 500人次，每月肾脏移植100～120人次。现有4 400名员工，其中，有600名专科医生，300名实习医生，1 700名护士，还有400名实验室工作人员。全国近47%的人参加了社保局负责的医疗保险，其中1/6是职工，其他都是家属。社保局医院每年初拿到本年度的预算，年底做下一年的预算，每年60%的预算都放在儿科。院长由社保局任命。无论病人多少，医生的工资是固定的。医生包括院长8小时外还可以去私营医院当兼职医生。医院与社保局实时联网，一级、二级、三级医院实行转诊制度，转诊病人占90%以上，其他是急诊人员。

2. 卫生部

墨西哥联邦卫生部负责卫生预防和社会卫生事务、为穷人提供医疗保障、对直属的医院实行人事、药品和医疗技术管理等。联邦政府卫生部具有立法权，所有关于医疗服务机构的规定由卫生部制定。卫生部的年度预算只有社保局的20%。另外，墨西哥还设有社会卫生委员会，由卫生部、社保局和私人医院代表组成，主要是制定各类病种的治疗方案和医保药品目录等。

在墨西哥，没有雇主的、没有工作的城市居民和农民享受卫生部的医疗保障服务。联邦卫生部通过各州卫生部门为没有任何保险的穷人提供医疗保险服务。卫生部有一级、二级、三级医院，医生还可以开私人诊所。

2003年以前，墨西哥有1 100万个家庭，其中200万家庭、5 000万人没有医疗保障，得了病由自己负担。2003年，墨西哥出台法律，规定由卫生部负责为没有保险的人群提供医疗保障。于是从2003年开始建立"人民医疗保险"，目标是在7年内全部解决这部分人的医疗保障问题。缴费水平根据各个家庭的生活状况而定，有20%生活最困难的家庭可以不缴费，其余家庭每人每月分别缴纳6~60美元即可以享受医疗保险待遇。"人民医疗保险"的对象主要包括偏僻地区的农民、灵活就业人员等。各州用于"人民医疗保险"的基金由三部分组成：一是联邦政府补贴，二是州政府补贴，三是家庭购买保险的费用。三部分合计平均到每个家庭约为680美元。每年初全国各州制订工作计划，州卫生部向联邦卫生部报告参加医疗保险的人员名单，联邦卫生部审核后，由财政部门直接将补助款划拨到各州卫生部门。凡参加"人民医疗保险"的家庭要和卫生部门签订协议，协议包括可以享受什么样的医疗服务，可以到什么级别的医院就医等。"人民医疗保险"的就医目录与社保局的不同，因为人民医疗保险的对象不享受三级医院的服务，但同样享受免费的医疗服务。

目前，已有300万个家庭参加"人民医疗保险"计划，预计到2006年年底将达到500万个家庭。

（二）肾病治疗方面的情况

墨西哥糖尿病患者很多，因而肾病发病率高，肾透析发展很快，在20世纪80年代基本没有透析仪器，1985年的一次大地震后，肾病开始得到关注。肾透析原来只有三级医院有，1985年以后二级医院也开始有了。1987年以前以血液透析为主，后来腹膜透析逐渐多了起来，现在做腹透的病人有78%。墨西哥医疗服务由市场定价，主要通过招标压低价格。目前透析费用比5年前大约降低了50%。

1985年以后，政府要求把肾病透析方面的治疗服务送到患者家中，这方面的工作不是由医院做，而是由百特等肾病医疗用品公司来做。从20世纪90年代以后，开始采用全自动腹膜透析治疗方法。目前，使用这种治疗方法的人已占到肾透析患者的20%～25%，而且比一般的腹透和血透费用都低，每人每年的费用约14.8万比索，而在医院和私人公司做血透的费用则分别为22.1万比索和26万比索。

百特公司的卫生经济专家在与我们交流时指出,医疗费用与临床效果之间的关系是卫生经济学研究的重要问题。疗效提高常常引起医疗卫生成本的变化,疗效低、费用高的方案不会被采用,疗效好、费用低的方案将会被普遍采用。从肾透析方式的比较上看,各国的情况都说明,在临床效果相等的情况下,腹透的费用都比血透便宜。以腹透的费用为1,各国血透的费用少则为1.1,多则为2.6。因此,政府应采取切实措施推行腹透这种治疗方式。这样,节约下来的费用可以为更多的肾病患者提供治疗服务。

三、几点启示

(一)针对不同群体实行不同医疗保障计划的做法,有利于较快扩大覆盖范围

加拿大实行公立和私立两种医疗保险计划,分别覆盖无工作收入、低收入群体和有正常工作收入的人群,并让他们享受不同水平的待遇。墨西哥的各类企业雇工及其家属的医疗保险主要由社会保险局负责管理,没有雇主、没有工作的城镇居民和农民等享受卫生部的医疗保障服务。同时,还为没有任何医疗保障的困难家庭开办了"人民医疗保险",并计划用7年时间逐步安排资金解决全部困难人群的医疗保障问题。两国通过不同层次的保障水平和分步推进策略,医疗保险基本上覆盖到社会各类人群,体现出了国家医疗保障的公平性和可及性。我国现行医疗保险制度仅覆盖城镇部分群体,相对于13亿人口来说,覆盖范围太窄,迫切需要对全社会的各类人群作出制度性安排,通过确定不同的缴费方式、缴费水平和待遇享受水平,加快扩大医疗保障的覆盖范围,使更多的人享受医疗保障。

(二)政府应更加重视解决贫困人群、伤残人员等弱势群体的

它山之石

加拿大 墨西哥

医疗保障问题

加拿大魁北克省规定，无工作收入或者年收入低于 12 000 加元的人以及年龄低于 18 周岁的子女，可以免费享受公共医疗保障，由政府补贴相应费用。在墨西哥，具备以下两个条件之一的家庭不用缴费全家即可终身享受医保：一是工伤人员；二是残疾人。为困难人群举办的"人民医疗保险"由国家和各州分别给予补贴，依据家庭困难程度确定相应缴费水平，减轻了困难群体的经济负担。据统计，墨西哥约有 1 100 万贫困家庭，国家、州的补贴和个人缴费平均到每个家庭约为 680 美元保费。有 200 多万个特别困难的家庭不用缴费即可参保。同时政府对社保基金也提供一定的资助，国家财政每年向社保基金划拨 6.5 亿美元补助。政府在社会保障特别是医疗保障方面的责任得到了体现。我国和墨西哥同属发展中国家，保证困难家庭和弱势群体享有医疗保障和公共医疗卫生服务是国家和各级政府的职责。相比之下，我国对医疗保障的财政投入还应当进一步增加。特别是对于关闭破产企业职工和退休人员的医疗保险，对农村的新型合作医疗，各级财政都应进一步加大投入。因为这些人群的医疗保障问题如果得不到解决，构建和谐社会的目标就难以全面实现。

（三）政府医疗机构应以提供公共医疗卫生服务为主，而不能以营利为目的

墨西哥的卫生部、社保局等各类医疗保障管理部门均有直接管理的医疗机构，形成了既相对独立又互为补充的医疗卫生体系。参加医保的病人就医医疗费用全免，社保局管理的医疗机构采用预算管理方式，医生收入与经营脱离，并允许医生在自由时间兼职，提高了医生的积极性，同时又杜绝了医疗机构的逐利行为。社保局管理的医疗系统通过实行转诊机制，有效发挥了各类医疗资源的作

用,进一步降低了医疗费用支出。我国的公办医院目前实际上已成为营利性医院,由于医院和医生都以追求经济利益为中心,致使不少老百姓失去了应该享有的公共医疗卫生服务,导致看病难、看病贵问题突出。在推进医疗卫生体制改革中,墨西哥的做法有可供借鉴之处。

(四)医疗保险管理方式应不断提高科学化和规范化水平

墨西哥政府高度重视加强社会保险管理工作。5年前新政府成立时社保基金赤字1.1亿美元。新政府成立5年来,社保局管理不断透明化,通过引进先进管理技术使控制手段逐渐加强,服务水平不断提高,群众满意度也逐渐提高。目前基本上解决了基金的透支问题。社保局与医院信息系统实时联网,为实现跟踪分析提供了技术支持。政府每年对全国医疗费用发生情况进行汇总分析,为议会决策提供了有力支持。我国部分大中城市医疗保险经办系统虽也做到与医院实时联网,但就多数地区而言,这方面的工作还需大力推进。加拿大通过总额预算制、服务价格控制等手段来取代按人头付费的办法,促使医院主动使用廉价而有效的设备和药品,以降低成本,控制医疗费用的过快增长,其做法也是值得借鉴的。

(五)通过合理的政策引导来控制重大疾病的医疗费用支出

据百特公司有关专家统计,有70%的肾病患者选择血透或腹透的治疗效果是一样的。因为血透费用超出腹透费用近27%,在为病人选择治疗方案时,医疗服务提供方是否有趋利行为会对医疗费用的支出产生很大的影响和导向作用。墨西哥政府把医生的工资收入相对固定,不与经济效益挂钩,并通过招标压低医疗费用价格,5年的时间里透析费用降低了50%。我国的医院由于以追逐利润为目标,因而总是为病人选择利润率高的治疗方案,导致医疗费用的支出增加,既加大了患者个人的经济负担,也增加了医疗保险的费用支出，疗效还不一定是最好的。当前，一方面应从改革医疗卫生体制入手，彻底改变医院片面追逐利润的倾向，从而真正实现合理用药、合理治疗、合理收费；另一方面应研究调整医疗保险诊疗目录，对腹透等疗效好、费用低的治疗项目在政策上予以适当倾斜，达到既有利于治疗疾病，又节省医疗费用的目的。

（六）应当把建立健全社区医疗服务体系放在更加重要的位置

面对人口老龄化和医疗服务低效率的挑战，加拿大和墨西哥都建立了三级医疗卫生服务体系，并使公立和私立医疗卫生机构互为补充。为健全社区医疗卫生服务体系，两国都比较重视扩展社区卫生保健设施，培养了大批高素质的全科医生负责初级卫生保健。病人只有经过初级保健医生的转诊才能进入医院接受治疗，医院急诊室24小时开放，只接受急症病人。小病必须先到家庭医生处诊治，如需专科治疗，也由家庭医生预约转诊。这样大大降低了医疗成本，控制了卫生费用的增长。我国目前的状况是，不论大病小病，患者都挤到大医院，不仅造成了大医院超负荷运转，而且使得小医院病人大量减少。因此，当前迫切需要加快社区卫生服务体系的建设。在此基础上规定病人必须首先在社区卫生服务站就诊，并且个人承担的费用比例最低。同时逐步实施和完善社区转诊制度，形成"小病在社区，大病进医院"的机制，从而充分、合理地利用现有的医疗卫生资源，更好地节省医疗费用。

（中国社会保险学会医疗保险分会考察团　皮德海执笔）

澳大利亚

(2006年12月5日)

一、澳大利亚医疗保障体系

（一）全民医疗保健

1973年澳大利亚颁布的《健康保险法》规定，每个公民都享受同等机会的医疗保险，每个居民都必须参加医疗保险，所有居民均可免费在公立医院得到基本医疗服务。1984年全澳大利亚建立了覆盖全民的医疗保险计划。澳大利亚的公民以及在澳大利亚获得永久居留权的居民都可以参加全民医疗保险，另外与澳大利亚签有医疗保健协议国家的游客在澳大利亚也可享受全民医疗保险。全民医疗保险医疗服务的提供者是政府公立医院以及非公立的医疗机构和家庭医生诊所。在全民医疗保险体系下，患者在联邦或者州立医院以及与政府签订协议的非公立医院的住院、医疗、护理、伙食等项目实施免费；在私立医院看病可报销75%。对于家庭医生的诊疗费用，政府采取两种费用补偿机制：一是家庭医生在对患者免费的基础上，到政府有关部门申请付费；二是家庭医生对患者收取医疗费用，由患者到有关部门申请费用返还。因此，全民医疗保险是一个基本免费医疗体系，目的是让全体公民都能够得到同样基础的医疗保健。

在全民医疗保健制度下,所有澳大利亚永久居民只要选择公立医院看病,都有资格享受免费治疗,医生则由医院指派。州和地区政府除了提供公立医院的医疗服务,还与联邦政府和专业机构协作以保证服务质量和标准。全民医疗保健制度还负担患者在医院外进行治疗的大部分医疗费用,如看全科医生和专家门诊。但医疗保健一般不包括牙科、理疗和按摩治疗等服务。联邦政府为各种医疗服务规定了收费标准,医疗保健负责承担这些费用的85%。许多医生的收费超过标准,患者则必须支付超出的部分。

居民以家庭为单位,每家都有一张保健卡,持卡可以到任何医院看病。澳大利亚采用医、药分业体系,医院只负责治疗、开处方,患者凭处方到药店购买药品。政府在公立医院的门诊收费标准有所不同,对于普通的居民门诊就医,病人每次最多支付的门诊医疗费用为23.10澳元,超过部分由政府承担;每年最多支付700澳元,超过部分由政府承担。对于领取救济金的困难群体,病人每次最多支付的门诊医疗费用为3.7澳元,超过部分由政府承担;每年累计最多支付280澳元,超过部分由政府承担。

(二)药品优惠计划

澳大利亚于1948年开始实施"药品优惠计划"(PBS),政府每年调整3次,分别于每年的4月1日、8月1日和12月1日生效。PBS的药品目录收录的主要是治疗可能危及生命的疾病的药物。开始时只有20种,以后逐年修订增加,目前使用的药品目录于2006年8月1日生效,涵盖了价格从6~4 000多澳元不等的565个品种的药品。

为了确保进入PBS系统的药品(医疗器械)的高质量和低价格,澳大利亚政府规定,凡希望进入PBS系统的药品企业必须提前向政府提出申请,在申请新药品种列入PBS药品目录时,医药企业必须提供药品经济学评价材料，证明与已列入目录的同类药品相比，其产品具有同样的效果但费用不高于同类药品，并报出每个药品品种的最低价格，经政府设立的药品补贴咨询委员会（PBAC）和药品补贴价格管理局（PBPA）两个机构审查评估，确认其是否具备进入PBS系统的资格，然后报药品管理局（TGA）批准。只有列入PBS计划的药品，病人才能享受减免用药价格的优惠。为得到更多质优价廉的药品进入PBS系统，政府往往需要花6~18个月的时间反复审查申请者的药品质量和价格。

（三）安全网

为了使公民的医疗费用支出不致超过个人和家庭的承受能力，澳大利亚还建立了"安全网"：凡退休人员、残疾人和领取社会救济者（包括子女）等低收入人群，对目录内药品不管实际价格多少，每张处方付费4.7澳元，当年个人自付目录内药品超过253.8澳元时，可领取一张免费卡，凭卡在当年免费购药。对其余人（包括不参加医疗保险的人）每处方付费29.5澳元，不足29.5澳元按实际药价支付，当年药费支出超过960.1澳元时可申请优惠卡，当年购药时每处方只需自付4.7澳元。

（四）私人医疗保险

为缓解全民医疗保健体系在财政和医疗资源上的压力，联邦政府鼓励人们在使用医疗保健作为主要保障的同时也参加私人医疗保险，以更好地平衡公立医院和私立医院在整个卫生系统中的作用。为了鼓励居民购买私人医疗保险，政府规定给予购买人购买金额30%的补贴。比如：个人一年购买1 000澳元的私人医疗保险，政府将补贴给个人300澳元。另外，年收入在5万澳元以上的个人，或年收入在10万澳元以上的家庭，如果不购买私人医疗保险，政府将强制征收其1%的所得税使其购买私人医疗保险。另外，由于从全民医疗保险转向商业医疗保险，属于团体保险，保费比一般的商业保险低，保险公司不能拒绝已患病者参保，只是根据年龄段的不同而设立不同的收费标准，以鼓励居民在年轻时期购买商业保险。政府的这些措施取得了非常好的效果：1999年澳大利亚有33%的居民购买了私人医疗保险，到2003年该比例已达到45%。

在澳大利亚，私人医疗保险的投保人可以选择在公立医院进行治疗，或在私立医院进行治疗。在私立医院，患者可选择直接支付医疗费或使用个人医疗保险。私人医疗保险不仅偿付投保人在公立医院和私立医院的医疗费，还偿付投保人接受的一系列非医疗服务的费用，如理疗、牙科以及购买眼镜的费用等，但不能应用于药品方面的花费。目前，私立医院床位约占所有医院床位的1/4，而私人医疗保险支出约占全部健康保健支出的1/3。可见，通过建立全民医疗保险、药品优惠计划、安全网、私人医疗保险，并设计了相互衔接的机制，在澳大利亚构成了完整的医疗保障体系。

澳大利亚医疗保障资金来源于国家按公民个人收入的1.5%所征缴的税收。在支出方面，联邦政府既要通过提供医疗优惠计划（MBS）、药品优惠计划（PBS）承担患者一般治疗和药物的费用，还要为公立医院、居民区卫生保健设施、旅店、家庭和社区的卫生保健等提供经济上的援助，为卫生研究机构提供主要经费，支持卫生工作者的培训并向高等院校的学生提供资助。州政府和地区政府用于健康保健的财政支出主要包括：公立医院及精神健康护理、家庭病房、社区病房和老龄人群救助服务。根据宪法规定，州和地区政府有首要责任为人们提供切实的医疗服务，包括大多数急性病和精神病患者的住院治疗。各州和地区还向人们提供多种社区和公共卫生服务，包括学校保健、口腔保健、母婴保健、职业保健、疾病控制和各种健康检查等家庭卫生保健服务和预防性个人免疫服务。

二、药品优惠计划（PBS）

1993年政府出台药品优惠计划（PBS），目的是为给全体公民提供他们所需要的且价格可承受的药物治疗。这也使得澳大利亚成为第一个强制要求本国制药企业提交指定的药品数据来申请加入PBS的国家。向联邦政府和家庭服务部部长直接汇报工作的法定机构——健康保险委员会，负责处理和支付PBS中所列药品的费用。

制药企业加入PBS的条件为：制药企业必须提供政府要求的药品数据，然后由政府成立的一个评审委员会对数据进行评估，同时政府还要从中介机构提取相关的证明，数据和证明材料全部合格后，方可准许进入PBS。

PBS覆盖了93%的处方药，主要涵盖590多种普通药品，1 460多种有效形式的药品和超过2 500种市场销售的不同品牌的药品，但主要的日常保健用药和全部化妆品没有涵盖在内。

PBS是政府应用药品经济学制定健康保险政策的重要体现，主要包括药品经济学理论和药品价格参考体系两部分内容。该计划的实施大大降低了处方药的价格，从而降低了公民用于健康费用的支出。

澳大利亚利用药品经济学理论来描述和评估药品价格的工具，其最初目的是为了给病人提供一个能够承受的药品价格。同时，还建立了一个兼顾相对安全、相对功效、相对花费及费用效率的执行体系。但在施行起来却非常困难，而且一些弊端开始逐渐显现，主要体现在：一是政府整体的花费逐渐变成政府和公众关注的焦点；二是增加了政府维持现有药品价格的政策压力。政府建立的复杂且独特的执行体系要求提供与其他国家不同的支持数据，而这些正是那些全球组织所不愿意提供的；同时由澳大利亚决定的药品价格给

它山之石
澳大利亚

全球组织带来的风险正在增大；全球组织的风险与收益比例也受到威胁。各方都开始对该执行体系能否持续理想地提供给患者可承受的药品价格提出质疑。为此，澳大利亚提出新的药品价格参考体系，药品参考价格制定主要从仿制品价格、同类产品价格、同类疗效产品的价格三方面考虑。

与其他国家相比，企业认为澳大利亚对药品价格评估的规定较硬性：首先是可供选择的比较者很少；其次是比较者的价格通常很低，而且已经在专利保护期之外；再次是评估主要集中在临床试验数据；最后是评估时排除掉很多收益和花费。因为证据的有效性、可接受性、通译性及在预测健康结果中固有的不确定性无法得到很好的衡量，所以评价药品价格方法的范围受到了很多限制。

同时，澳大利亚的制药企业在进行技术创新、开发新产品方面还面临着其他的问题，譬如：开发出来的新药品总是与已有的治疗方法联系在一起，技术上的进步不被承认；而由药品经济学硬性规定产生的参考价格很不稳定，而且持续下跌，但是新产品必须要去与之对比，并且要去接近该价格；与此相反，对产品加工制造和研制开发等创新行为投入的费用一直在上升。为了争取到一个合理的价格，制药企业要不断地提供最新的取得良好治疗效果的数据，例如发病率与死亡率的比例等，但是这些数据在新药投放市场时尚无法得到，这就使制药企业站在一个非常被动的位置上。

诸多问题导致了制药行业逐渐开始延迟或抵制应用政府制定的参考价格，而且有数据表明，最近一段时间接受率已经下降到接近50％了。制药企业开始延缓新产品的研制开发，限制国外产品进口或者选择在澳大利亚暂时未被认可且无可对比的产品，同时企业开始把产品的销售重点从国内转移到国外市场。制药企业对行业成长的未来及新产品的期望在当前价格评估系统的制约下变得越来越渺茫。同时，这些矛盾还大大限制了在澳大利亚应用药品经济学理论的政策和前进方向，也限制了药品经济学在制药行业和政府工作领域中的发展。

三、启示

澳大利亚具有较为健全完善的医疗保障体系。一是全民医疗保健体现了制度的普遍性和公平性；二是医疗保健作为公共产品或准公共产品，政府主体责任明确；三是在政府政策鼓励下市场机制发挥了充分的补充作用。而且，还在不断进行改革和新的尝试，其医疗保障体系的运行正在培育着一种新的机制，主要是政府责任的分散和市场竞争机制的引入，其框架正在逐步明朗清晰，作用也逐渐明显。这些对我国在建设全面小康社会要求下不断完善医疗保障体系提供了值得借鉴的经验。

同时，澳大利亚也是世界上最先开始在医疗保障政策中应用药品经济学的国家之一。药品经济学在健康保健体系制定和完善过程中发挥着重要的作用，而且已经成为一个有效控制药品费用的工具，并在一定程度上降低了医疗费用，起到了积极的作用。澳大利亚将药品经济学的内容引入医疗保险药品目录的制订过程中，起到很好的作用：一是药物的准入有了客观的标准，使药品目录的制订更加规范有序，药物的增加、删除均有科学的依据；二是药品的使用与药品价格的管理有机地结合起来，使医疗费用得到有效的控制，又保证患者就医的可及性。虽然这一方法的应用导致了澳大利亚吸引全球资源的能力受到限制，以及政府和国内药品生产企业之间产生矛盾，但其"产出"却达到了预期目的，保证了居民能享受价格适当的药品。相比之下，我国的医疗保险药品管理还处于初级阶段，今后还可以进一步完善：从单纯的品种选定向品种、商品名、使用指标、价格等综合指标转变，以保证有限的医疗资源得到更合理的利用。

同时，澳大利亚对我国的借鉴意义还包括：采用严格的程序对药品治疗效果进行评估，对我国评估药品疗效有较大的参考意义；药品流通受到政府的制约，而且在医药分家方面取得很好的效果，促进了药品流通的良性循环，有助于我国对医院药品管理方面的评估设计；医疗保险对支付监控得较为严格。医疗保险只用来支付医疗方面的费用，不支付药品费用，其监控手段可以作为我国设计医疗保险基金支出监测评估指标的参考；药品价格体系较为严密，有效地抑制了药品虚高价格的问题，同时也控制了医疗费用的增长，为评估我国医疗保险政策落实情况及药品价格提供了借鉴。

（中国社会保险学会医疗保险分会考察团　董炳光执笔）

巴西　阿根廷

（2006年5月10日）

一、巴西、阿根廷医疗保障制度概况

（一）巴西的医疗保障制度概况

1. 医疗保障制度筹资情况

巴西宪法规定，通过建立"统一医疗体系"实行全民保健制度，联邦政府按GDP的1％～2％安排医疗保健费用；州、市两级政府按不低于15％的年度财政预算安排医疗保健费用。在卫生经费筹集和分配方面，联邦政府负责制定全国卫生规划，并负责拨付资金供各州使用或支持一些项目的实施，不直接提供卫生服务；州和市负责实施规划，并负责筹集部分资金用于直接或间接提供卫生服务。联邦政府通过三种方式向州和市拨付资金：一种是按照一定标准，定期通过国家健康基金向州和市健康基金拨款；第二种是直接付款给卫生服务的提供者，包括向公立机构和订有特殊合同的私立机构直接拨付资金；第三种是就某些特殊项目与联邦、州、市属机构或非营利组织订立特别合同，按合同支付款项。总体来看，联邦政府的拨款占全国公共卫生支出的一半多，市的支出高于州的支出，个人的开支主要集中在支付私立机构服务方面。

2. 医疗保障制度体系构架

巴西的医疗保障体系主要包括全民医疗保障制度和私人医疗保险体系两部分。

(1) 全民医疗保障制度

1988年巴西颁布的新宪法中决定建立"统一医疗体系",以改变医疗卫生领域存在的不平等状况。新宪法规定,健康是所有公民的权利和国家的责任,不论种族、宗教信仰和社会经济状况如何,每一个巴西公民都有权利得到政府各级医疗机构的免费治疗。其基本运作形式是由政府举办的公立医院和卫生所,向持有巴西身份证的公民提供免费的基本医疗。全体国民到任何一家公立医疗机构就医、体检或申请其他预防性服务都免费。用药持医生处方到药店自费购买,医院备有少量的基本用药,供一些行动不便或低收入者免费使用,贫困家庭看病和购药全部免费。"分区分级"是"统一医疗体系"实行的治疗原则。居民看病必须先至所在社区的卫生站,如医治不好,则根据病情分级转向设备和医生水平较高的二级医院、三级医院。但实际情况中,这个原则执行情况很不好,病人往往直接到大医院就医,造成大医院人满为患。为加强"统一医疗体系"的管理,卫生部1999年开始引进信息技术,建立市、地区、州和联邦四级计算机网络,患者原来的纸质医疗卡改换成名为"全国医疗卡"的磁卡。"统一医疗体系"覆盖了巴西90%的人口。

(2) 私人医疗保险体系

虽然在巴西人人都可以到公立医院免费看病、拿药,但是由于到公立医院看病要排长队,因此经济条件好的人都买私人医疗保险到私立医院看病。巴西有2 000多家经营医疗保险的公司,有3 700万人接受私人医疗保险服务。市场上有各种不同内容、价格的医疗保险,消费者可以自由选择。

3. 医疗卫生机构

巴西的医疗卫生机构包括公立医疗机构、私立医疗机构和慈善组织及教会医疗机构三个组成部分。公立医疗机构约占20%，指由政府举办的医院、健康服务中心及卫生所，负责向全体巴西公民提供免费的基本医疗卫生服务。卫生所是城区基层的医疗组织，设施比较简单，备有4类基本药物，一般不设病床，供居民就近诊疗。公立医院也设立一定数额的收费病房。病房配有电视、空调、电话、卫生间，有的还有会客厅，费用由私人医疗保险公司或病人支付。私立医疗机构约占80%，集中提供专门服务和住院服务。这些机构诊疗环境、设备条件很好，技术服务、咨询指导工作比较细致，执业人员技术水平也比较高，但费用很贵。社会各类慈善组织和教会举办的医疗机构，在统一免费医疗的制度下，仍然发挥着重要的作用。政府对许多慈善组织和教会举办的医院进行评估，定点为全民统一免费医疗机构，政府给予器械装备和一定数额的经费补助，同时核定其承担部分免费医疗任务。

4. 社区预防保健服务

近十多年来，巴西联邦政府着手医疗服务体系改革，着力发展社区预防保健服务。家庭健康计划由联邦政府1994年建立，它是一种关注家庭和社区的初级保健制度。具体执行计划的是家庭健康小组，他们对本区域内各个家庭建立初级保健档案，分析该区域的健康危险因素，确定可能受害的家庭和个人，与社区工作人员一起，开展教育和预防活动。小组至少由1名医生（全科医生或家庭健康医生）、1名护士、1名助理护士和4~6名社区健康代理组成，专门负责本区的家庭登记和每月至少1次的入户访问，为2岁以下儿童体检，进行健康教育宣传和指导，维护环境卫生等。家庭健康小组一般要为600~1 000个家庭服务。该计划自建立以来发展很快，到2000年，有10 025个健康小组在工作，覆盖了23%的人口；2002

年年底，覆盖了约 50% 的人口。

（二）阿根廷的医疗保障制度概况

阿根廷的医疗保障大体包括政府免费医疗服务、社会医疗保险制度和私人医疗保险体系三个组成部分。

1. 政府免费的医疗服务

主要针对无工作的人员，由公立医院提供免费服务。

2. 社会医疗保险制度

1970 年阿根廷议会通过的法律规定，所有参加工作的人必须向本行业的社会保险组织缴纳工资税，企业和行政机构也要为每个人缴纳相应的工资税。总的税率为 7.5%，其中雇员 3%，雇主 4.5%。社会保险组织是强制性的医疗保健组织，他们按照行业和部门设置，并实行单独管理，为其参保人员提供医疗保健服务。参保人员分属某个特定的社会保险组织，无权加以选择。在这种制度下，住院医疗服务基本免费，但对于一些贵重项目或特大型手术不能报销，门诊药费也需要个人自费。资金收入的大部分用于向参保人员及其家属提供医疗服务。在全部资金中，约 2/3 用于雇员及其家属的医疗保健支出，1/3 用于退休人员的医疗保健支出。另外，政府还为退休人员提供一项特殊津贴，相当于全部资金的 5%。社会保险组织与公立医院或私立医院签订合同，由这些医院提供医疗服务。社会保险制度大约覆盖了 75% 左右的阿根廷人口。

3. 私人医疗保险体系

阿根廷的中高收入阶层基本上都参加私营医疗保险，近年来随着富裕阶层的不断扩大，参加私营医疗保险的人数也越来越多。据阿根廷国家统计局公布的数据，目前阿根廷全国共有 269 家私人医疗保险公司，覆盖了 200 多万人。

二、巴西、阿根廷医疗保障制度的问题与改革举措

（一）面临的问题

1. 全民医疗保障制度面临的资金压力很大

巴西的全民医疗保障制度始建于20世纪50年代。六七十年代，巴西经济平均增长率达10.1%，曾被誉为"巴西奇迹"，全民医疗保障制度运行良好。80年代中期，巴西经济严重衰退，国内生产总值下降，全民免费医疗制度面临严重的挑战，资金不足，医务人员工作不安心等问题表现突出。自90年代初开始，巴西政府采取了一系列措施，经济状况有一定好转。但全民医疗保障问题没有从根本上得到解决，资金的压力仍然比较大。

2. 公立医疗机构低效率、低质量

巴西、阿根廷的公立医疗机构医护人员劳动纪律松散，普遍存在旷工率高、应诊时间不足、工作时间短等问题。劳动纪律涣散造成服务质量低，促使一些患者转到私人医疗部门就医。公立医疗机构承担着免费医疗服务的主要任务，但这一服务系统不能满足免费医疗的需求。巴西、阿根廷的公立医疗机构普遍存在门诊看病、取药排长队，住院需要排号等候的现象。

3. 大量公立医疗机构的医护人员流向私人医疗系统

工资收入较低是公立医疗机构医护人员（主要是医生）外流的主要原因。他们的工资收入通常是由学历和资历决定的，而工作表现对收入的影响很小，甚至没有影响。为了增加收入，许多医护人员除在公立医疗机构工作以外，还通过兼营私业来获得额外收入，或离开公立医院转向私立医院。公立医疗机构医护人员向私人部门的流动加剧了公立医疗机构服务的萎缩。

（二）改革举措

1. 改革公共卫生管理体制，提高公立医疗机构经营灵活性

巴西原先全国公共卫生统统由联邦政府直接管理，后来联邦政府将权限下放给州政府。1992年，联邦政府卫生部决定，管理权限进一步下放，将过去由州卫生厅统办统管的医疗机构下放给所在地市政府管理。分散化了的医疗机构仍是医疗服务的核心组成部分。医疗机构的分散化，给予医疗承办者以更大的独立性，使承办者在高层次管理上享有完全的自主权，在财政预算、合同、支出等领域的管理上拥有较大的灵活性。

2. 积极发展私立医疗机构，并让其承担免费医疗任务

为了缓解供不应求的矛盾，政府采取让私立医疗机构和社会慈善组织办的医疗机构参与全民医疗保障系统，承担一定数量的免费医疗任务。政府对私立医疗机构承担的免费医疗给予一定数额的补助，并给予一定的免税政策，如免除营业所得税、医疗设备进口税等。二是支持社会慈善组织或教会举办的医疗机构，帮助其维修房屋、装备设备，使其有能力承担免费医疗服务。

3. 发展私人医疗保险机构，鼓励有条件的人购买私人医疗保险

巴西、阿根廷均对私人医疗保险机构进行扶持，两国均规定雇主和雇员购买私人医疗保险的费用可从税前列支，鼓励发展私人医疗保险作为对现有医疗保险制度的补充，满足国民的多层次医疗需求。

三、对我国医疗保障制度改革的启示与建议

（一）根据我国经济社会的承受能力，设定适宜的基本医疗保障水平

从巴西的经济状况看，由于资金压力太大，政府很难将全民免费医疗有效地维持下去，但由于对宪法所作出的规定政府不能随意更改，目前只能勉强拖下去。巴西的现状提醒我们，医疗保障水平

必须与经济社会发展水平相适应。当前，我国社会主义初级阶段的经济发展水平决定了现阶段的城镇职工医疗保障只能采取低水平、广覆盖的基本策略，以后根据经济社会的发展，再逐步提高保障水平；对农村居民，也只能采取以大病统筹为主的新型合作医疗制度。

（二）妥善处理公平和效率的关系，推动公立医疗机构改革和私营医疗机构的适度发展

各国经验表明，过度政府化往往产生"看病难"的问题，而过度市场化往往产生"看病贵"的问题。巴西、阿根廷的公立医疗机构充分发挥政府作用，普遍效率较低，医疗和服务质量低下，存在严重的"看病难"问题。与此相反，我国公立医疗机构充分发挥市场的作用，具有较高的生产效率，但由于经济利益的驱动，倾向于过度提供医疗服务，导致了医疗费用的过快上涨，"看病贵"成为当前群众反映的突出问题。在公立医疗机构改革中，要正确把握改革的方向，兼顾服务质量和效率，在将医疗机构的经济效益与个人收入脱钩，切断其利益驱动机制以解决"看病贵"问题的同时，也要设计合理的分配办法和激励机制，避免走入"大锅饭"、低效率的老路，产生新的"看病难"问题。在改革公立医疗机构运行机制的同时，也要适度鼓励私营医疗机构的发展，发挥市场对医疗服务资源的配置作用，形成一定的市场竞争态势。

（三）在着力推进社会医疗保险制度改革的同时，推动补充医疗保险体系的发展

巴西的医疗保障制度由两个部分组成：一部分是全民医疗保障制度，所需经费由政府税收及医疗保险专项税列支；另一部分是私人医疗保险体系，所需经费由个人通过私人医疗保险机构支付。阿根廷的保障制度则由政府免费医疗服务、社会医疗保险制度和私人

医疗保险体系三部分组成。这种体制使穷人的基本利益能得到保障，富人的消费需求也能得到满足，既体现了保基本的原则，又能适应不同层次的医疗需求。对我国来讲，在积极推动基本医疗保险制度改革发展的同时，扶持私人医疗保险事业的发展，可以促进多层次医疗保障体系的形成，满足人民群众不同层次的医疗保险需求。

（四）积极发展社区卫生保健服务，构建合理的基本医疗服务体系

社区卫生保健服务具有可及性高、预防性强、费用低廉的特征，因此，一整套优质低价的社区卫生服务体系往往是决定一个国家医疗卫生体系效率和基本医疗保障体系效率的最重要因素。近些年来，针对基本医疗服务网络不健全的问题，巴西一直致力于医疗服务体系的改革，大力发展社区卫生服务，实行家庭医疗；实施区域医疗卫生资源配置计划、家庭健康计划等促进医疗服务基本网络体系的发展。这种发展观点与我国政府正在大力推行的措施不谋而合。我们应该深入贯彻《国务院关于发展城市社区卫生服务的指导意见》，尽快建立比较完善的城市社区卫生服务体系，健全方便群众就医、减轻费用负担、建立和谐医患关系的社区卫生服务网络。

（中国社会保险学会医疗保险分会考察团　张新民执笔）

下 篇

西班牙:国际药品经济学会第六届欧洲年会

(2003年11月27日)

为了更好地了解世界各国医药领域的最新进展,汲取国外医疗保险制度的丰富经验并加强与国际相关组织机构的横向联系,中国医疗保险学会医疗保险分会于2003年11月8日组团赴西班牙巴塞罗那参加了为期3天的"国际药品经济学会(ISPOR)第六届欧洲年会"。来自世界各地的近400名专家、学者及政府机构代表与会。我国属首次参加该领域的会议。

大会吸引了来自欧洲、北美、南美和亚洲等地的药品经济学研究和卫生经济学研究的学者参加,具有广泛的代表性。知名学者纷纷到场,如,国际药品经济学会现任主席美国华盛顿大学Sean D. Sullivan教授、英国约克大学卫生经济学中心Michael Drummond教授、世界银行专门负责药品政策的高级卫生经济学家John Rovira等。大会组委会共组织了三次大会交流,多达几十个分组专题学术交流,会议期间还举办了6个论坛和8个问题讨论。会议期间评选出了本届年会的最佳应用研究论文奖和优秀展报奖,来自瑞士的学者Jean Michel Gaspoz医学博士因在冠心病二级药物预防的成本效果分析方面表现出色获得本次最佳论文奖。在会议举行之前的11月

8日和9日上午还举办了7个短期课程讲习班，内容涵盖药品经济学与管理决策、成本分析与新技术对筹资的影响、以循证为基础的欧洲卫生服务体系、高级药品经济学模型、荟萃分析和文献系统评阅、生命质量和产出研究等方面，适合不同层次和水平的研究人员和决策者选修。除专业学术交流以外，欧洲及北美等地的几十个药品经济学和卫生政策研究咨询公司、出版机构也参加了此次盛会，展出了他们的特色产品和咨询服务项目。为加强药品经济学研究供需双方的沟通和交流，本次大会还设立了职业介绍服务，为研究人员和雇主之间架起了桥梁。大会组织工作出色，内容十分丰富，产生了大量信息，现将会议的主要内容简要介绍如下。

一、大会交流内容

本次大会的主题是"缩小研究与政策之间的差距"。围绕主题，大会共组织了三次全会交流，集中在以下方面：第一是讨论分权卫生系统中药品和设备的决策与补偿政策；第二是对消费者直接进行药品广告宣传的机遇和挑战；第三是药品经济学研究信息对临床医疗的影响。每个主题邀请3~4名演讲者分别从不同的角度进行阐述。

西班牙现任卫生部长Ana Pastor博士作为特邀嘉宾参会并就第一个主题发表了演讲。他强调了政府在分权卫生改革中的重要作用及其在补偿和报销政策中的角色，介绍了西班牙改革经验以及未来构想。来自加拿大的Jean Francois Baladi介绍了加拿大分权改革的实践：其药品报销目录决策是由各省分散进行的，各省拥有控制卫生费用和预算的权利，而且谁也不想放弃这一权利，各省对药品报销目录中的药品经济学研究要求也不一样，有的省要求必须提供，有的省鼓励提供，有的省则没有明确要求。各医院的用药目录也互不相同。这种分权制的管理模式同时具有优缺点,优点表现在:各省可以因地制宜,因为"一刀切"的做法是难以适应现实的;可以充分考虑当地特殊的政策需要;药品经济学研究可以提供更准确的成本信息,而且能够完成药物不同使用和报销条件下的研究。其缺点表现在:不同省份的居民对药品的可及性差异较大;存在多元决策主体;各地政策和标准不一;容易造成研究的重复和浪费,导致费用增加。为此,加拿大正在考虑适当加强集权管理,但这需要调整的时间。来自法国的学者 Frederic Daoud 博士认为,完全分权和集权的国家是难以找到的,分权是一个相对概念。他使用关键路径分析的方法介绍了不同国家对待同一项医学技术在筹资和报销决策方面的不同。

第二次大会交流的题目是对消费者直接进行药品广告宣传的机遇和挑战,有三位报告人,分别从制药企业、患者和管理者的角度进行了论述。目前关于是否应当对消费者开展药品广告宣传在欧洲争论得十分热烈,欧洲议会也正在讨论此话题。来自默克制药公司的 Jeffrey L. Sturchio 以美国在这方面的实践作为实例,认为应当向患者进行信息宣传。因为这样可以做到:向患者提供充足的信息,鼓励患者寻找更多的治疗手段,提高患者的依从性,从而改善健康。他主张健康信息应该公开化,还提出了建立面向大众的健康信息网络的设想。来自美国的 Charles B. Inlander 从患者的角度出发也认为患者应当得到更多的健康知识和药品信息,在推进信息公开化的进程中对患者、政府、企业、雇主、保险方、服务提供方等都将是有利的,谁不能与时俱进谁就将被淘汰。他同时强调要尊重患者利益,以诚实信用的态度开展广告和宣传。来自西班牙的 Albert Jovell 博士从管理者的角度认为政府应当推动信息的透明化并加强监管,制定规则,保证药品广告宣传真实,不误导消费者。

第三次大会交流的题目是药品经济学与产出研究对临床医疗的影响和作用,共有三位大会发言者,分别从不同角度进行了阐述。他们分别介绍了药品经济学与产出研究的发展历程及产生影响的不同层次。药品经济学经过20多年的发展,目前已成为临床决策的一项重要工具,每年发表的文献数量从1988年的不足200篇,达到目前的接近2 000篇,文献数量呈指数增长趋势,但质量改善有限。有实例证明,通过药品经济学和产出研究已经在冠心病的二级预防和糖尿病治疗方面取得了显著改善健康的结果。药品经济学不仅要指导和服务于临床,还要使得公众有所了解。药品经济学研究还必须与临床实践相结合,听取临床医生的意见和反映,这样才能充分发挥药品经济学的作用,改善对临床服务的影响。

二、会议其他内容

在为期三天的会议期间,各国学者和政府官员、制药企业代表还就以下内容展开了研讨:健康政策与医疗补偿和费用报销方法;生命质量研究和量表的应用;临床研究的方法学;成本和费用研究方法;卫生规划和管理;医疗器械和医用技术的评估;医师的处方行为;药品价格政策;临床依从性研究;糖尿病、冠心病、胃肠疾病、疼痛、精神疾患等疾病和症状的药品经济学研究。来自波兰和俄罗斯的学者还专门就两国药品经济学研究的回顾与发展举行了论坛。

本次论坛反映了近一两年来国际药品经济学和卫生政策研究与发展的最新进展。通过参会,中国代表团了解了国际动态,与有关国际组织、学术机构、政府部门、公司进行了广泛的接触,达到了获取信息,交流经验,结识朋友,建立联系的目的。随着卫生保健需求的日益增加,药物治疗费用的迅速增长已经成为妨碍各国医疗事业发展的沉重负担。因此,在药物的选用原则上,除高效和安全,药物治疗的费用问题(经济因素)作为指导临床治疗决策和合理用药的一个方面,近年来倍受关注。参加此次大会,对于我国借鉴国外的经验,为临床合理用药、药品资源的优化配置、新药的研制与开发、临床药学服务、药政管理和医疗保险等诸多方面提供了决策参考。药品经济学被引进我国为时较晚,直到近年在理论和介绍上才略有进展,研究也刚刚起步,在费用控制方面已开始遴选国家基本药物目录。从医药费用上涨过速的现实来看,在我国广泛开展药品经济学的宣传和研究是医药事业发展的必然要求。有理由相信,通过改革现有公费医疗体制,普及药品经济学基础教育与职业继续教育,积极开展药物的药品经济学研究并推广其成果,增强用药的费用效果意识,这些将对抑制医药费用的过速增长起到决定性的作用。

总之,通过参加本次大会和各种学术报告会议,对当前国际和欧洲药品经济学和药物治疗的健康产出的研究和进展有了比较全面的了解,许多研究成果和卫生改革的经验对我国药品政策和社会医疗保险制度改革的完善具有借鉴意义。

(中国社会保险学会医疗保险分会代表团　雷海潮执笔)

美国：国际药物卫生经济年会

（2005年5月25日）

2005年5月15—18日，中国社会保险学会医疗保险分会在美国华盛顿参加了第十届国际药物卫生经济年会。

一、会议情况

近年来，由于人口老龄化，新的诊断治疗技术以及新药的不断涌现，医疗费用快速增长已成为全球范围内的一个普遍问题。为此，各国政府、医疗保险机构越来越关心运用经济学手段评估临床和公共卫生干预措施。为了解决这些受到关心的问题，学术界、药物工业、咨询公司和政府中的卫生服务研究者经过努力，已经做了一些对成本—效果、成本—效益以及相关的研究分析。国际药物卫生经济年会是目前国际上最大的介绍卫生经济研究成果的学术会议。本次年会从卫生保健、医疗保险政策，疾病预防与干预，以及卫生经济方法学等领域介绍了目前最新的进展。与会代表超过1 300人。

我们重点听取了关于卫生保健相关政策及卫生经济研究方法的报告，包括："美国医疗保险成本效用分析的应用""应用药物卫生经济学方法制定标准的药品成本""如何建立卫生健康数据库""如何分析卫生健康数据库""在二十一世纪如何平衡治疗手段带来的益处及风险""联邦对卫生保健中成本—效果和相关研究的资助"

等报告。这对于我们如何应用卫生经济学知识和方法建立合理的医疗卫生及保障体系有重要的参考价值。其中,"美国医疗保险成本效用分析的应用"介绍了如何应用成本效用手段,通过分析生活质量调整年,评估医疗保险某些治疗支付的合理性,特别是对某些高额费用治疗手段的评估。这对于评估我国目前实行的医疗保险支付方法有很大的参考意义。"如何建立卫生健康数据库""如何分析卫生健康数据库"两个报告系统介绍了美国和欧洲一些国家如何通过建立信息系统,及时地掌握并分析相关的卫生经济数据,从而可以更好地制定相关的卫生、医保政策。上述报告在如何建立信息标准,如何分析各项数据方面给了我们很大的启迪。

除了听取专题报告,在论文展示厅,我们认真浏览了张贴的所有论文,并重点与一些研究者进行了讨论与交流。本次大会共收集论文515篇。分别介绍了卫生经济学在某些疾病,包括哮喘、心血管疾病、内分泌系统疾病、血液病、神经系统疾病、肿瘤、呼吸系统疾病以及其他疾病的研究成果,以及在卫生保健、医保政策方面的研究进展,这使得我们可以从不同领域更好、更全面地了解卫生经济学的最新进展。

二、美国的药品和医疗器械的补偿机制

Kathleen Buto 女士多年从事医疗补偿机制的工作,并参与制订了美国的 DRG 付费体系。她向我们介绍了美国的药品和医疗器械的补偿机制。

1984—1994年,美国国家卫生保健支出从3 900亿美元上升到9 400亿美元,增长了140%。2003年达17万亿美元或人均5 670美元,比2002年增长7.7%。和2001—2002年增长9.3%相比,是7年来首次增长下降,公共支出(占总量的45%)增长6.6%。

2003年卫生保健支出占GDP的15.3%；2002年是14.9%，比例升高的原因是经济增长的减慢而不是卫生保健支出的增长。其中处方药、医院服务、医生的服务是提高成本的关键因素。

美国对医疗设备和药品的补偿包括私人保险、医疗保险和医疗补助。私人保险覆盖大部分美国人，主要通过雇主和一些个人保险。根据所选择的计划和合同，每一种都有自己的原则。私人保险可以更快地使用成本—效果技术，一些保险者只保障部分项目甚至不保障雇员的卫生支出。在保险者不完全保障的情况下，患者自己需要支付更多的费用。雇主/私人保险者期望当2006年医疗保险承担了大部分处方药费用时，老年人的费用下降。公共保险包括医疗保险（Medicare）和医疗补助（Medicaid）。医疗保险是由联邦政府支付的，针对老年人、残疾人和肾病晚期患者。目前，政府为65岁以上的老年人、残疾人或永久性肾衰患者提供保险，共有4 000万受益者，其50%受益者年收入小于2万美元，2003年医疗保险支出大于2 500亿美元，主要支付对象包括医院、医生、实验室、医疗设备、熟练的护理、家庭卫生保健、收容所，到2006年将包括处方药。医疗补助属州和联邦政府共同分担成本，针对低收入人群，各州之间有所不同。未保险人群目前有4 200万人，他们的雇主没有提供医疗保险，而是通过公共诊所、急诊室获得医疗服务。近些年来，公共支付部分，尤其是州和联邦都承担的医疗补助大幅增长；私人保险部分明显增长；个人自付部分下降，但仍占相当大的比重。医疗保险支出预期将在未来激增。

医疗保险对于处方药的补偿包括：对医生开出药（注射剂）的补偿，从2005年起所付费用为平均销售价的6%，从2006年1月1日起，可以选择具有竞争性的投标卖家。对于医院的补偿：住院病人按DRG费用覆盖住院的所有支出，包括药品。门诊病人按医生开出的药物进行补偿，支付标准是根据医院的购入成本或调查。从2006年1月1日起，门诊病人的药品通过私人保险计划覆盖。

医疗保险医疗设备的补偿，根据如下原则：考虑卫生保健的地点；在住院病人和门诊病人之间，对医院的补偿不同（DRGs 或 APCs）；基本设备不分开支付，医生的办公室成本包括在诊疗费中；所有的补偿比率每年更新。

医疗保险对住院病人的医院补偿：DRG 费用按诊断的每个单一病种的费用，不考虑住院时间长短；"支付包"使得医院有更大的灵活性采用相应的技术；在"支付包"内，医院希望保持总的成本较低，而不购买昂贵的技术；对最新的技术进行临时的附加支付可以鼓励接受和采用新技术；数据反映了医院卫生保健和技术的成本随时间的高低变化；DRGs 中包括了基本设备、药物、检查和医疗器械；DRG 的权重每年更新，总的标准化总量（乘数）每年更新。

医疗保险对门诊病人医院补偿：支付费用（APCs）不包括所有的支出，而是一个费用表；新的医疗设备采用2~3年的"过手"支付，新技术 APCs；旧的医疗设备及基本设备支出包括在 APC 费用中；根据数据，APC 权重每年更新，总量每年更新。

医疗保险对医生的办公室补偿：对医生的支付根据费用表；支付的费用包括医生的工作、诊治费用、诊治不当的费用、医生使用的技术；与设备相关的服务可获技术性的支付。

医疗保险对耐用医疗设备（DME）补偿：DME 包括病人在家中使用的设备，设备包括轮椅、助步架、吸氧、糖尿病设备等；根据费用支付，每年更新。缺点是在覆盖技术上、获得合适的编码上较为缓慢；关注点是医疗保险支付得太多，费率已被冻结以获得一些储存。

对于医疗补助处方药的补偿，每个州有不同的规则，处方药的覆盖范围是灵活的，但每个州都包括，并且必须覆盖所有用于治疗疾病的处方药。因为历史原因，医疗保险不覆盖针对低收入人群和老年人的处方药，各州为很多这样的人承担了这部分费用。在药品价格上，各州都努力得到生产者在私人市场上提供的最惠价格。

三、卫生保健革新和投资的重要性

除了介绍美国的药品和医疗器械的补偿机制，Kathleen Buto 女士还谈到了卫生保健革新和投资的重要性。在过去20年里，每在卫生保健中投入1美元就产生了相当于2.4～3美元的健康。1980—2000年，人均卫生保健的成本增长了2 254美元，年死亡率下降了16%；预期寿命增加了4%；65岁以上的失能率下降了25%；住院天数下降了56%。革新使得疾病治疗方面出现了许多新突破，特别是在心脏病发作治疗方面的革新已经拯救和延长了许多人的寿命。在过去20年，在心血管疾病，主要是心脏病发作的治疗和管理中产生了重大革新，这些革新包括：药物治疗的进步（beta 受体阻滞剂，抑制剂），手术技术上的进步（血管成形术，裸金属和药物洗脱支架）和影像诊断上的进步。这就要平衡医疗费用成本与提高生命质量的关系。从美国的经验来看，削减成本导致更高的成本。例如，各州通过限制处方的数量或指定使用较低价格的药品来削减处方药的准入，在一些案例中，这一举动导致在医院或其他方面的成本上升，反而超出了那些削减的成本。近20年来，由于采用了DRG 系统，医疗费用得到了一定的控制。

DRG 系统的使用是为了简化医院的补偿制度，使支付更可预测，把政府建立成一个"谨慎的购买者"。通过这种支付手段，奖励有成效的医院，不是控制个体的投入，而是通过每年更新的因子控制成本，在政府的支出上降低总的增长率。总体来看，DRG 系统的使用使医院支出增长率下降；医疗保险平均住院日明显下降，加速了从门诊到医生办公室看病的转变；对出院患者转向急性期后的护理院护理，家庭护理和康复护理产生了激励；并且保持了医疗质量在产出上没有滑坡。作为DRG政策制定的参与者Kathleen Buto女士，特别强调美国在实施DRG的过程，必须建立完整的数据库，制定完善的医疗质量控制标准，以支持监督对医疗行为的监控，避免分解费和滥用现象的发生。

最后，Kathleen Buto女士也介绍了美国和其他一些国家卫生保健改革中的趋势，包括更多地趋向管理型保健；建立有质量保健的标准；建立数据系统，收集成本和利用数据；关注老年人，管理慢性病；寻找具有成本—效果的方法以保证患者的健康，避免昂贵的医疗服务等措施，由提供治疗性的服务，逐步转向通过早期筛查，以避免慢性病、肿瘤病人后期昂贵费用的发生。

结合"冠心病介入治疗现状及医疗保险基金支付办法研究"课题，我们与Brian G. Firth博士进行了交流。Brian G. Firth博士介绍了支架治疗在美国的情况，以及Cypher支架临床与卫生经济学研究的一些相关结果。在美国，每年约有一百万人接受介入治疗，2003年，平均每名患者接受1.4个支架植入。由于使用药物涂层支架，在临床上大大降低了冠状动脉的再狭窄率和再次住院手术的几率。根据美国2003年的标准，Cypher支架成本约为4 480美元，医院平均收费8 960美元；裸支架成本约为1 400美元，医院平均收费2 800美元，两者在收费上相差6 160美元。目前，从临床角度，已有大量的数据证实药物涂层支架显著优于裸支架。

通过此次活动，我们对美国的医疗保障制度，特别是DRG系统，以及美国支架治疗的相关背景有了全面、深入的了解。这将对制定我国的医疗保险支付政策有重要的参考价值。

（中国社会保险学会医疗保险分会代表团　亓涛执笔）

印度：ISSA 第 14 届亚太地区会议

(2006 年 11 月 30 日)

2006 年 11 月 21—23 日，中国社会保险学会医疗保险分会赴印度首都新德里，参加了国际社会保障协会（ISSA）第 14 届亚太地区会议。

一、会议基本情况

ISSA 亚太地区会议每三年召开一次，属于比较重要的地区性会议，本次会议共有 28 个国家的 37 个社会保险组织的 122 名正式代表参加。此外，会议邀请了 7 个国家的 8 个社会保险组织作为观察员出席了会议，还邀请了国际养老保险基金会、国际劳工局（ILO）、国际货币基金会和联合国儿童基金会的代表。ISSA 主席 Corazon 女生和新任秘书长汉斯出席了会议。俄罗斯作为（2007 年）29 届全球大会的东道主，派出较大规模的观察团队参加了会议。

会议议程分为两个部分：一是由汉斯秘书长介绍"新的 ISSA"基本工作思路；二是分四个专题进行交流：医疗保险支付的持久性和有效性、社会保险基金管理和业绩方面面临的挑战、保护农民工社会保障所充当的角色和提高执行力的管理创新手段。近 20 名专家和政府官员发表了演讲。

二、"新ISSA"基本工作思路

今年ISSA选出了新的秘书长,秘书长上任后,为了做好新一届ISSA秘书处工作,秘书处围绕长期战略框架、未来三年的工作设想,开展了一系列咨询、征求意见等工作。在此基础上,初步形成了工作方案——称为"新的ISSA",该方案将提交到(2007年)29届全球大会上讨论通过。

(一)"新ISSA"工作目标

在世界范围内,促进社会保障事业的发展,加强各国社会保障合作并达到国际水准。通过"新ISSA"提供的技术和管理,在社会公平的基础上,提高人们的社会和经济条件。

战略目标主要是:加强知识产出和转移,为会员提供国际平台,使社会保障发展达到国际水平。主要活动内容是:赢取更有效率的管理和运营、计划和履行社会保障改革、人口演化和社会保险覆盖面的广度。

ISSA是一个国际组织,原则上包括不同国家的各类机构和团体,这些机构和团体管理着社会保障的一个或多个领域。还包括各种形式的、义务性的社会保护,这种社会保护是按照国家法律执行的,是国家社会保障系统中的一个部分。

ISSA必须对它的会员提供服务并努力提高服务的质量,而服务质量的提高必须在会员组织有着更多沟通的基础上作出。需要系统性地回顾总结工作进程,加强工作进度,以便更好地将这些活动及会员组织的需求与重要任务相匹配。

"新ISSA"方案咨询工作安排是:

2006年7月22—23日——讨论方案方向,由办公署和办公署战略委员会发起;

2006年7—11月——形成具体的方案和预算，由秘书处执行；

2006年11月27日——将方案提交给办公署战略委员会，对此讨论和进一步修改；

2006年12月—2007年2月——办公署战略委员会范围内对文件进一步修订和讨论；

2007年2—3月——办公署战略委员会二次修订和讨论方案；

2007年3—5月——由秘书处对方案和预算进行定稿；

2007年5月10日——将方案提交给办公署战略委员会作最后的修改和通过；

2007年5月10—11日——将办公署战略委员会通过的方案提交给办公署作最后的讨论和认同；

2007年9月——将办公署通过的方案和预算提交给执委会，以获得许可。

（二）战略框架：动态的社会保障

社会保险机构必须要应对大量的挑战，如：人口演化、国际及国内劳动力市场结构的各种变化、经济和技术创新全球化及家庭结构的改变等。所有这些全球性的社会经济活动，都会引发新的变化，给社会保险提出新的挑战。这些变化会在将来的数十年内，对社会保险事业及社会保险可能充当的社会角色带来重要的影响。

为了适应这种变化，我们需要树立"动态社保"概念，这样才能处理好当前或以后的挑战，提前做些应对方案。同时，也有助于构建更安全、更有包容性的社会，有助于产出多样化的经济结构，有助于社会保险机构的管理与经营有效性，有助于社会保险机构提高应变能力。

1. 管理及运营

ISSA最关心的问题是社会保险机构内部如何赢取更有效的管理

成果。这个问题也一直困扰着社会保险机构的管理者。社会保险的改革与发展需要提高社会保险机构的管理效能，服务质量、公众信任度及信贷程度等都依赖管理能力。因此，ISSA要在这方面起到重要的角色，加强协会在会员管理效能的提高方面的积极贡献是极为重要的，尤其是在以下方面需要采取专家活动：

风险管理和应对变化的管理；管理效能的评价；融资能力的持久性和融资的管理能力；通过新信息和沟通技术手段的应用，来实现管理方法的现代化；收集各种好的案例及创新的国家发展方面的信息，对这些信息进行整理和系统化分析。

2. 为改革提供支持

十多年来，几乎所有的国家都在进行社会保险制度的改革，当然，国与国有所不同，改革方案也有所不同，有的国家改革更全面些，有的国家执行得更为成功些，但这些改革都使社会保险机构面临更多、新的挑战。

调查结果表明，在一个变化的环境内，社会管理者处在日益增加的压力下，面临许多问题。改革进程中，这些管理者需要充当何种角色？在变化万千的环境下，管理职能如何获取？管理者所制定的计划如何更好地符合大众的需求与期望？因为执行机构有着自己的机构利益、价值与想法，所以，各会员组织要从政策上，从管理角度来理解社会保险改革。

ISSA需要对各会员组织提供两个方面的支持：一是在他们制定政策的进程方面的各项投入；二是适应履行改革方面进行的必要的管理变动。

没有单一的模式可以保证社会保险制度改革的成功引入。20世纪90年代，ISSA已开始对社会保险改革及这些改革的影响进行审核，并对可能出现的各种结果进行了分析。现在可以通过以下几种方式提供帮助：成功案例方面的相关信息储备（失败的案例也一样）；形成全世界范围内的社会保险机构网络，方便机构间直接联系，这些机构要求从其他机构获得具体帮助和有潜力的专家；采取具体的主动方式召开特殊会议或开展高层次的培训活动。

3. 人口演化

人口的老龄化被认为是最重要的问题，除非洲外（它正面临着更为紧迫的其他问题，如扩大社会保险覆盖面等），其他国家都存在这个问题。这个问题的重要性在于，它将在很长的时间内毫无疑问地影响着各项活动的进程。同时，它与社会保险改革的需求紧密相连，并对社会保险各个方面产生不同的影响。对此，如何筹措资金是一个相当重要的问题，尤其是在发展中国家。

此外，人口演化对人们的健康体系和家庭津贴计划有着直接的影响。劳动者的老龄化也在劳动力市场方面产生了一些重要的后果，包括职业灾难的预防及补偿、对失业保险体系的影响和老人重返工作岗位现象等。

对于人口老龄化的挑战，社会保险机构要统筹考虑改革模式，作出整体规划。因此，ISSA 建议在不同的环境下，对人口老龄化的处理要提出更为完整的应对条件和因素。

4. 扩大社会保险覆盖面

扩大社会保障覆盖面是 ISSA 一项长期的重要任务。国际劳工组织估计，全球只有 1/5 的人享有充分的社会保障，而多于一半的世界人口并没有享受社会保险待遇。许多发展中国家，尽管有社会保障制度，但它的覆盖面也不多于人口的 10%。

实际上，扩大覆盖面是一项较复杂又苛刻的议题。由于国家、劳动力的特性、社会保险制度及经济发展等诸多因素存在着差别，扩大覆盖面有着不同的含义。它还涉及不同人群，其中包括：农民、农艺工及渔民、自主经营的小业主、个体手工艺者、小企业的雇工、农村及偏远地区的工人、非法部门的工人、流动工人及工伤者、失业人员等。

因此，ISSA应该与其他国际组织加强合作。目前，国际劳工组织、互助津贴社会协会和国际社会保障协会已经确定了第一个合作项目：共同研究社会保险体系和更大范围的社会保障体制之间潜在的联系。ISSA的目标是成为社会保障知识与信息的全球性的一个入口，被许多会员和其他权威者所认可。为此，"新ISSA"已提出了应对办法。

5. 成立社会保障观察台

建议成立"社会保障观察台"，并将所有的信息和知识产出融合在这里。在开始的三年里，ISSA将注重收集以下信息：社会保险方面的关键信息、社会保障关键指标、良好业务的信息及分析、趋势的信息与分析和变动的预测。信息包括由技术指导委员会执行的调查活动、信息搜集、政策和研究。这个观察台也可以重新替代国际社会保障协会网页。

目前，ISSA本身的知识体系并不明确和为人所知，建议知识管理成为一个关键的方面，它覆盖了国际社会保障协会职员和会员的文件和知识。

6. 提高影响力

为了提供更好的服务，ISSA要确保所产出的和拥有的重要信息与知识的最大化利用。为此，需要采取以下措施：宣传活动的时间长度和类型、语言的多样化（从不同语言国家的会员中，积极寻求各种支持）。

（三）区域管理

考虑到国家地理位置和区域间的差异、经济发展水平、国家的历史文化社会背景不同，各会员组织的需求与首要任务也是不同的。因此，ISSA需要为区域目标和区域活动做个很好的计划，有必要对不同区域间的成员进行调查，并对调查结果进行更多的分析。

ISSA还要努力尝试将所有ISSA活动的区域需求与优先解决的任务合为一体。如，技术委员会应该探索他们需要采取什么样的措施，才可以将区域及在该区域下的差异性考虑进去，而这种平衡后的区域代表，可以辅助原先的技术委员会的探索活动。同时，还鼓励区域技术工作组使用网络，节约成本。沟通方案也应着眼于区域需求及首选的主要任务，比如：按区域的不同，其使用沟通的电子方式的潜在能力也有所不同。

目前，在不同的区域间，存在一些不利现象：缺少区域咨询机制，区域人员及资金不充足，区域办的职工安置、区域间的会员数量等。

ISSA需要加强区域管理和调整区域结构，这种结构可以支持ISSA工作和提供服务，新的区域结构将建立在分区域焦点的网络上，每一个分区域内有一个确定的主席团，它可以协调分区域活动议程的履行工作，从而支持ISSA秘书处。

ISSA主席和秘书长联合策划活动，分区域办的主席团应在分区域内的不同国家间轮流执行，由分区域境内的其他会员组织的数名代表组成的区域咨询团体为主席提供建议。

（四）合作战略

为强化ISSA在会员组织中的代表性和在国家上对社会保障的权威性，ISSA要主动寻求在一种开放方式基础上的合作战略，初步措施有二：

1. 全球社会保障的合作关系。建议建立全球性的社会保障的合作关系，这种关系可以将主要机构集中到一起，直接或间接处理在对话中涉及的社会保障问题,目的是协调各种活动。ISSA作为国际社会保障权威组织,将促进更多的对话与沟通。

2. 将社会保障融入全世界的目标和议程中。ISSA必须在全球努力作出一种积极的贡献,比如经济发展、减少贫穷、开展各类国际日。以前,社会保障很少被提及到,这是因为关于它的潜能信息不够充分。ISSA将尽力改变这种状态。

这种合作关系不仅需要会员组织作出积极行动加以巩固,还需要ISSA在工作过程中积累经验。ISSA必须尽可能地将国际权威者集中到一起,围绕社会保障问题进行合作。

(五)提高内部管理

较好的控制和内部管理方式对确保会员组织给ISSA有所作用是至关重要的。ISSA面临很多风险,如果出现风险,就要采取措施,来减少这些风险发生的概率及影响。因此,秘书处准备了一种风险管理框架的模式,并建议立即大范围施行风险管理方案,并在接下来的三年中,力争成为ISSA功能中的一部分。

ISSA首次建立了内控标准,标准包括五个方面:(1)控制环境;(2)业绩和风险管理;(3)信息和沟通;(4)控制活动;(5)审计和评价。内控标准也因此左右着大量与ISSA秘书处职责相关的问题,秘书处与控制委员会开始进行讨论,这些讨论涉及相关标准施行的时间框架和是否继续采纳此标准的问题,目的是尽快施行这些标准。

此外,秘书处一直在努力建立控制原则。这些原则设定了一些门槛,有些活动就必须以此为标准,来确保获取执行活动权利的透明度。

最后,一种对活动监督和提高其透明度的措施已经获准并履行,即秘书处一直采取记分制,记分制包括任何活动履行时的风险所存在的部门，应对这些部门进行讨论并每月更新一次。

三、体会与建议

（一）要积极参与国际社会保障协会的各项活动

通过参加 ISSA 组织的活动，一方面可以及时了解、借鉴国外在社会保障领域的改革经验和改革思路，以此推进我国的社会保障制度改革；另一方面，可利用会议向其他国家宣传我国的社会保障改革，扩大我国在国际社会保障领域的影响，为国际社会保障事业的发展作出应有的贡献。这类活动虽然时间较短，但交流内容较多，议程安排较为紧凑，通过会上会下的交流，使得我们能够广泛地了解到亚太地区国家的社会保险改革动向和改革设想，信息量大，接触面广。

（二）扩大参会人员范围和交流面

目前，我国设置社会保障专业的高等院校已有一百余所。为了加强交流和合作，发挥高等院校和专家学者的作用，2006 年 11 月，社会保险学会成立了"社会保障教学与研究委员会"，旨在组织会员探讨社会保障教研问题，普及社会保障知识，繁荣社会保障理论，培养人才，出谋划策，为社会保障事业的改革和发展服务。他们希望能够通过学会这个平台，多与国外社会保险机构或组织进行交流、联系。组织专家参加 ISSA 的有关会议或专业研讨会，可达到交流、合作的目的。ISSA 会议也经常邀请院校专家学者到会演讲。

（三）社会保险持续、协调发展，需要法制化、制度化

通过各国介绍的情况，我们发现在制度制定和实施过程中，有一个比较普遍的现象，就是立法在前，执行在后。这些国家首先通过国会或立法机构发布一系列有关社会保险的法律文件，政府部门

制定政策,再由专门设立的社会保险经办机构具体办理、操作。在实施过程中,政府又要对许多工作通过法律的形式进行规范,内容很具体,分类很详细。在市场经济体制下,经济成分复杂多样,利益群体错综复杂,需要通过法律法规加以规范,保证各项社会保障制度顺利实施。目前,我国立法滞后,尚无统一的、具有普遍约束力的社会保险法,政出多门,以行政管理取代依法管理,无法发挥法律规范的强制功能。

(四)社会保障与经济发展的关联越来越紧密

社会保障制度改革越深入、越广泛,它在社会经济发展中的作用就越发重要。一是社会保障对劳动力的流动产生较大影响。如果公共部门和私人部门实行不同的社会保障制度,且无合理的接续办法,那么劳动力流动时就会造成权益丧失,从而影响劳动力的流动性,阻碍经济的发展。二是社会保障通过储蓄(个人账户、企业年金和补充保险等)对经济增长产生了影响。现收现付制抑制储蓄,低储蓄不利于资本的形成,从而影响经济的增长。三是社会保障影响着劳动力供给关系,社会保障方案能够影响人们求职的意愿,从而影响经济活动水平。四是社会保障通过对资本市场的作用而影响经济的发展。在实行预筹积累制社会保障的国家,养老保险基金积累是资本市场资金的重要来源,也是推动资本市场发展的催化剂。而资本市场的强劲发展,是经济增长的重要动力。

(中国社会保险学会医疗保险分会代表团 赵宏执笔)

英国：NIHCE 2006 年年会的考察报告

（2006 年 12 月 21 日）

中国医疗保险分会派员参加了英国国家健康与临床规范研究院（National Institute for Health and Clinical Excellence，NIHCE）于 2006 年 12 月 6 日至 7 日在英国伯明翰召开的 2006 年年会，并在伦敦与 NIHCE 高层管理人员会面交流。

一、NIHCE 的基本情况

英国国家健康与临床规范研究院成立于 1999 年，是为确保医疗服务质量和加强疾病预防而提供全国性规范的独立机构。其主要业务范围是制定健康和临床规范、指南，采用卫生经济学或药品经济学对治疗办法和药物进行费用效果评价和技术评估，推动规范的应用和实施，并为英国国家卫生服务体系（National Health Service，NHS）提供政策建议。

该研究院有三个技术工作中心：公共健康中心，负责研究、发展公共健康指南规范和指南，以促进公众健康并预防疾病。健康技术评估中心，负责在技术评估基础上推荐现有的新药品、诊疗项目应用于 NHS，评估主要针对诊断、治疗的效果和安全性。临床实践中心，基于可利用的临床证据制定和发展临床规范，负责为患有特定疾病或具有特殊情况的人群推荐适当的治疗和护理。

在此之外，NIHCE 还设立了领导执行机构、子委员会、顾问委员会以及理事会负责机构的管理和运营。领导执行机构，每周召开一次领导执行者会议，是制定规范环节之一，负责确定发展方向和科研选题。现有 8 名成员。子委员会若干，负责 NIHCE 内部的审计、评价、薪酬管理，与医生、患者和政府沟通，以及风险管理的优先权调节。顾问委员会由国务秘书或部长指定，它具有每年召开一次会议审核 NIHCE 年度报告的法定责任。

有四个理事会：临床与公共健康理事会（研究与发展顾问理事会），负责研发工作，以提高 NIHCE 一贯以来研发规范和指南的方法，鼓励合伙人委托 NIHCE 研究与之有关的工作。执行理事会，通过发展支持工具、论证费用影响、评估规范实施效果，负责把标准与规范应用于实践。计划与资源理事会，负责管理财务、人力资源和组织机构，提供信息技术服务。交流理事会，负责出版、发行网络版或纸版的规范和指南，处理压力和公众质询。

该研究院共有 260 名专职工作人员，此外还有约 300 名专家作为顾问或临时工作人员。研究院经费全部来自英国政府，每年有 3 000 万英镑拨款，其中 80% 的经费用于收集、整理制定健康与临床规范所需的各项数据和证据。

在健康与临床规范和指南研究方面，NIHCE 随时收集来自医务人员、病人、保险组织和社会公众的意见与建议作为选题依据，设立研发项目，积极推进和委托专业人员进行研究，同时开展方法学研究，以改进 NIHCE 开发指南的手段和思路，帮助 NHS 更好地运用指南和规范，最大可能地提高医疗服务质量。

NIHCE 开发的临床规范及指南有四种版本，分为：完整版本，其内容除临床操作规范外,还包括使用的详细方法和支持依据;指南版本,主要由完整版本中的操作指南部分组成,适于医务人员和NHS各机构使用;快捷参考指南,是为医务人员提供操作规范和指南的一个合适版本;公共信息版本,是用通俗语言编写的、供不具备医学专业知识的社会公众阅读的版本。

对于NIHCE通过技术评估指南推荐的药品和技术,NHS要拨款偿付。临床规范和指南出版后,医疗机构要据此对其临床实践进行检查对照。NIHCE还与NHS下设的健康委员会合作,对规范和指南的应用情况进行收集和监督管理。

二、会议情况

本次会议主题为"处理健康的优先权"。主要目标是分析英国和国际提高健康以及临床实践的案例,从而实现制定国家临床和健康规范的论证,同时探讨循证公共卫生学的研究和发展带来的挑战。

虽然本次会议是该研究院的一次年会,但参会人数达到920人,代表均为来自欧盟国家及美国、印度、中国等地的政府官员、临床和卫生经济学专家以及企业人员,可以说是一次世界范围的高水准的大会。

大会历时两天,共有12个单元,其中4个全体会议单元,4个循证医学专题单元和4个临床规范专题单元,由37个分会场组成。全体会议或分会场都有2~5个主题报告。

全体会议紧扣"处理健康的优先权"这一主题,围绕"国家级和地区级的优先权如何设定及和谐处理""如何通过循证进行选择""解决患者、健康产业、政府部门代表设置优先权方面争论的途径""如何发展临床规范并为制定决策提供支持"等具体问题展开论述。

分会场主要分为循证医学和临床两类内容。循证医学专题的主题为"阐释证据",围绕"用于有效临床实践的阐释证据的方法,制定和支持国家规范应用的方法"这一问题进行论述;临床专题单元主题为"改变临床行为",主要围绕"通过循证进行选择和优先权设置""如何处理由于日益增长的需求和技术创新与有限的医疗资源发生冲突时带来的越来越多的挑战和压力""在例行体系中应用循证方法推荐有效的实践技术",以及"癌症、糖尿病、帕金森氏综合征、精神病、肥胖症、老年病、妇幼疾病等临床规范应用"等问题进行研讨。两个专题虽然分开,但内容仍有较大的关联,特别是都大量涉及了循证医学方面的内容。

会议期间还举办了展览,共有55家单位参加,其中有大学、医疗卫生及药物研究机构、咨询公司、医药及医疗器材公司以及有关的网站、出版社等。展览一方面展示了各机构的文化、理念和成果,也提供了与会代表和展方沟通、交流、对话及合作的机会,同时展览还允许22家参展单位于指定时间段内在各自摊位举办了小型学术讲演,阐释最新的研究理念及学术观点。

三、一些收获

我们参加了大会的4个全体会议和"循证选择的国际模型""循证公共卫生优先权的模型""单项技术评估流程""疾病注册——合作采取的主动措施""用于健康的更好标准——建立证据基础"等5个分会场,同时参观了展览,得到了一些收获。

优先权的设定至关重要。英国经常面临着患者需求、临床实践和有限资源之间的冲突。如何处理优先权并作出科学、合理的选择,是NHS最需要思考的问题。各种支付体系都在试图降低医疗需求,但资源供给不可避免地会造成不公平的结果。NHS目前正在进行改革,以尽量避免这种情况的发生。

加大投入从而获得更好的健康产出。从大病服务到健康服务,使NHS重新平衡是英国政府健康政策的中心内容。核心内容就是合理增加研发、管理等各方面的投入,获取更高的健康产出。

在制定临床规范过程中,英国也经常遇到国家与地区或地区与地区间情况差异大、医生意见不统一的问题,这就需要能够有效、和谐地处理国家和地区间优先权的问题。

技术评估作为NHS决策支持中的重要环节,发挥着不可替代的作用。一项新药或技术究竟是否应该纳入到支付体系,必须要经过科学的流程对其临床疗效/费用效果比等指标进行衡量,采用卫生经济学、药品经济学以及循证医学作为评估手段,通过前期评估、数据验证、委员会讨论等多重环节,确保技术评估结果的准确性。

除英国外,美国、德国、法国均建立了与NIHCE相类似的研究机构用于制定临床规范,对药物、诊疗技术开展经济学评价,并为政府部门制定决策提供学术依据,从而使决策更加科学、合理。

加强循证思想的教育。合理地使用证据不仅仅是对支持临床干涉的证据的认知,更多地是对组织行为、选择方法的认知等其他经验。让临床医生和政策制定者都要充分重视循证研究的重要性,要提供足够多的时间用于研究、讨论和反馈,从而学习在复杂情况下更好地应用证据。

临床数据收集能为提高健康护理水平和支持健康技术评估作出重要的贡献。通过建立临床数据收集组织,形成共识,从具有相同性质的患者人群中进行数据收集和管理,从而为形成结构性流程提供参考。

制定临床规范后,更加重要的问题是如何有效地应用。NIHCE

建立了规范的流程体系。规范制定出来后，首先确保下发至医生手中；然后通过建立培训体系、监督流程、财政支持、政策辅助、患者支持、医生认可、信息系统、媒体支持等形成有利的推广环境；最后通过培训及反馈体系，确保能够在全国或区域范围内广泛推广、使用，并评价推广效果。

公共卫生及健康管理是NHS的一项重要内容。通过建立公共卫生与健康指南规范，为人群健康提供咨询服务及建议，建议政府部门实行有效的健康政策。

四、建议和借鉴意义

合理控制费用、确保医疗效果是一项复杂的系统工程，不仅取决于医、保、患三方内部及相互之间的协调，还需要学术界和国家管理部门共同制定有效的调控机制和管理办法。

国内在试点和借鉴国外经验的基础上，于1998年开始在全国范围内建立城镇职工基本医疗保险制度，将我国的医疗保险制度纳入国家宏观的社会主义市场经济运行机制之中，并且制定具体政策付诸实践。但就我国国情而言，制定决策缺少科学依据，管理不够深入，医疗服务没有有效的监督管理标准，为医疗保险的稳健运行和可持续发展带来了一定阻碍。

通过参加本次会议以及与NIHCE高层管理人员的交流，我们得到了很多信息，这些无疑会对我们进一步推动医疗保险事业发展、完善管理有着重要的借鉴意义：

（一）理顺医疗保险和医疗卫生的管理机制

当前现状是卫生部门制定临床规范，医院负责执行，医保部门进行审核，规范与管理办法的制定者、执行者和监管者三方相互脱节，造成管理矛盾加大。医保部门要积极参与规范的制定，卫生部门制定规范要为监督管理提供明确的指标体系和可行的操作平台，医院要做到临床治疗和收费透明，这样才能取得好的管理效果。

（二）建立对药品、诊疗技术以及临床规范的科学评估机制

以药品经济学、卫生经济学和循证医学为评估手段，开展费用、效果分析，科学、合理制定药品、诊疗项目目录和临床规范，并在此基础上建立临床服务的监督、审核标准，这样才能达到"以较低廉的价格提供较优质的服务"这一目标。

对医生、医保和企业研发人员开展药品经济学、卫生经济学教育，灌输经济思想，鼓励研究、发展更加经济、高效的药品和治疗办法，在工作中更好地贯彻经济学管理理念，在确保基金稳定运转的基础上最大限度地保障参保患者利益。

完善、规范全国性和区域性的临床数据收集体系，确保数据的真实、有效性，为临床技术评估提供有效的分析基础，为合理控制费用、确保治疗效果提供学术依据。

（三）建立适合我国国情的推广和实施流程

我国幅员辽阔，经济、文化、医疗、保障等基础差异较大，无论是临床规范还是支付、审核标准都要建立一套推广和实施的科学流程，通过创造政策环境、教育体系、财政支持、信息技术支持以及医生、患者的反馈渠道，更好地推广、应用研究成果。

（中国社会保险学会医疗保险分会代表团　郝春鹏执笔）

中国劳动社会保障出版社

劳动与社会保障类精品图书目录

书代号	书名	编著者	定（估）价
R02-6317	社会保障理论（第二版）	李珍	25
R02-6591	社会保险基金管理（第二版）	林义	26
R02-6419	社会保障国际比较（第二版）	穆怀中	28
G01-4329	劳动经济学	曾湘泉	32
G33-5226	劳动关系学	常凯	38
G33-4328	职业生涯规划	杨河清	28
G33-5117	社会保障学	郑功成	38
G33-4895	社会保险	侯文若	28
G33-4952	劳动法与社会保障法学	贾俊玲	33
G27-5646	社会保障概论	张琪	32
G27-5479	社会保险通论	刘雄	27
G27-4545	福利经济学	王桂胜	20
G27-4614	现代各国社会保障制度	吕学静	28
G10-6166	社会医疗保险中的道德风险	赵曼　吕国营	30
R02-6213	政府与社会保障 ——关于政府社会保障责任的思考	杨燕绥等	48

社　　名　中国劳动社会保障出版社
地　　址　北京市朝阳区惠新东街1号
邮政编码　100029
电　　话　(010) 64943620　(010) 64929211
传　　真　(010) 64929205　(010) 64921644
网　　址　www.class.com.cn